當癌症發生了

每一天都活得更好的禪心生活提案！

大珠．蘇珊．弗里德曼——著
Daju Suzanne Friedman

蕭寶森——譯

Zen Cancer Wisdom:

Tips for Making Each Day Better

「你如果悟道了，就應當笑，不應當哭。」

——雪竇重顯禪師

「你若失去了幽默感，就迷路了。」

——楊波・羅許禪師
（Jumpo Roshi）

推薦序　在罹癌的過程中，以禪心保持覺察與臨在

——揚波．羅許禪師，威斯康辛州艾普敦市空骨禪修中心（Hollow Bones Zen Order）的住持

癌症。真是一記當頭棒喝！現在你對無常的真相有了直接的體悟。你要怎麼辦？**不要再浪費任何一刻了！**對我來說，罹患癌症就像一部很引人注意的特藝彩色3D電影。無論我是否喜歡，它就是發生了。儘管如此，當我從更深一層的角度來看待我的癌症時，我還是不願意錯過這個經驗，也不願意錯過我生命中任何一個所謂的「淒慘」狀況。

禪，指的是洞見、覺察和冥想的心。禪修的目的，是要解答有關生死的困惑。如果我們把生死當成一個相續的過程，我們便能明白生命乃是一件偉大的恩賜，並充分體驗。我們的自我想要過著安穩舒適、恆常不變的日子，不希望經歷痛苦。但如果這些都不可得，我們該怎麼

辦？我們如何敞開自我，接納當下？**我們雖然無法選擇自己經歷的事物，但卻可以選擇如何回應。透過禪修，我們會發現：智慧，比我們的情緒和衝動更能引領我們**。我們可以學習如何以智慧精進勇猛的活在當下，或是讓自己陷入一團混亂。

當醫師宣布我罹患癌症時，我極度震驚。我禪修多年，也持續練習「八支瑜伽」，並且注意飲食，生活正常，但我的脖子卻長出了腫瘤：第四期的咽喉癌。在此之前，我曾經認為以我的生活方式，我不可能會變老，也不可能會死！但癌症卻突然現身，大聲的對著我喊……你醒醒吧！

靜坐除了讓我得以活在當下，也讓我能夠把癌症當成一件「有意思」的事（但可不是好玩的那一種）。我四處請教醫師，看看有什麼辦法可以治好我的癌症。此外，我也接受輔助療法以及密集的放射線治療和高劑量的化療。我的醫師第一次看到我時，說我看起來像是「可以挨上一拳」的人，於是他決定祭出最嚴厲的手段來對付我的腫瘤。結果他的方法奏效了。

我現在都跟人家開玩笑說：我就像伍迪．艾倫（Woody Allen）一樣，並不怕死；只是擔心我活不了！基本上，我相信佛教，但總的來說，我是個不可知論者。我不太關心來世的事情。**所謂的「自我」，只是一個暫時的產物。在得到癌症之後，你就遇見了無常，體會禪宗所謂的「無」——你的「自我」乃是社會性的產物，並不是真正的你**。這是一個多麼吸引人、多麼艱深的觀念。這就是禪宗的觀點。

癌症治療可能會造成惱人的副作用。禪修所帶給我們的禮物，就是讓我們得以活在當下。這並不是要我們做一個消極被動的人，或成為虛無主義者。我們還是要有智慧，充分覺察當下正在發生的事情，並盡力採取必要的行動。我們有哪些選擇？我們是否要超越喋喋不休的頭腦、超越痛苦與磨難，以更開闊的禪觀來過生活？如果可以做到這點，那麼我們在面對種種傷害時，就不會被情緒以及自我中心的意識牽著走，而能夠以智慧與敏銳的洞察力加以因應。**這本書所帶來的禮物，就是讓我們在罹癌的過程中，有能力以禪心保持覺察與臨在**。

如今，我已經將癌症拋在身後，全心全意的過活，並且仍然像從前那樣注意飲食、持續禪修，勤練瑜伽。我想我們應該問自己的問題是：「接下來的生活，該如何度過呢？」我的答案是重返工作崗位，因為世人都在受苦。那你呢？

我一向致力於傳揚禪的觀點與洞見，那便是：煩惱即菩提。禪修就是要我們無論面臨何種情境，都能保持覺知與清醒，因為覺性就是我們的本質。我們那不斷在評價、詮釋且總是以自我為中心的「我」，只是附屬品。當我們站在光明中，成為光明的一部分，並從這個深刻的觀點來看待生命時，便會發現萬事萬物是多麼殊勝，而世間的一切又是如何互為因果、互相連結。捨此無他。生命的面貌會自然展現。

那麼，現在我們該怎麼做？

如果你從來不曾學過禪修或靜坐，我建議你從本書提出的一些呼吸練習開始。這會幫你打好基礎，讓你之後能夠接著練習集中式靜坐（concentration meditation），例如一邊靜坐，一邊數數（本書也有提到這個練習）。你將學會如何透過呼吸，進入一個比你的頭腦或念頭更深、更廣的空間。在這裡，你可以體驗到你的恐懼，並加以釋放。**這本書將會幫助你在身體、情緒和靈性等各個方面都有所提升**。

我曾經採行這本書當中的許多點子，並且發現它們確實有效。但請記住：每一個點子都像是指著月亮的手指。它可以為你引路，但唯有透過你自己的努力、透過你自己獨一無二的練習，才能到得了那裡。不要再浪費任何一個時刻了！

前言　看見癌症這條龍，它嘴裡銜的是珍珠

我寫這本書的目的，是要在你行走於癌症這條道路上時，喚醒你、搖晃你，甚至偶爾讓你崩潰一下。這本書不只是為我自己寫的，也是為你寫的。我罹患第四期肺癌。書中的大部分內容，寫於我在癌症復發後進行第一次和第二次化療期間。

我的故事就像你的一樣，既獨特也平凡。我是禪師、中醫師和氣功師。儘管二十多年來，我一直過著非常養生的生活，但還是在四十一歲那年被診斷出罹患第四期肺癌。在經過六個月的非化學藥物治療和廣泛的輔助性藥物治療後，我的癌症得以緩解；但將近一年之後，癌症又復發了。當時我四十三歲。在嘗試了所有療法之後，我終於開始做化療，並加強輔助性藥物治療，以減輕化療的作用……嗯，我的意思是「副作用」。

我原本是專門治療癌症病患的中醫師，結果自己卻成了癌症病人。一時之間，世界全都變

了樣。對我來說，這是一樁終極的禪宗公案：我向來注重防癌養生，怎麼會得到第四期肺癌呢？我擁有真正愛我的人，我吃花椰菜，也練氣功，怎麼會生病呢？**但所謂的「禪」，就是勇敢的面對當下，而非沉溺於過往**。

有一位王居士曾經問他的隨從：「如果突然來了一條龍，你會怎麼做？」隨從回答：「我不會注意到別的事。」這就是一個人被診斷罹患癌症時的感覺。你的注意力和焦點全都轉移到癌症上。這樣做可能對你有益，但你也要記住：**你不只是一個癌症病人而已，你的生活裡還有別的東西**。

我很早就下定決心：不要讓癌症奪走我的幽默感或生活樂趣。我做了各種實驗，親身體會什麼對我的情緒、能量、身體和心靈有益，什麼有害。在生病的過程中，我學會如何減輕不必要的痛苦，並且開始和朋友、家人、病人和陌生人分享這些資訊。

為什麼我要把屬於靈性的禪修和實用性的癌症輔助療法放在一本書裡？因為佛學的獨特之處就在於它直接對治痛苦，而禪學乃是實用的生活藝術，不是某種讓我們思考和鑽研的抽象哲學。什麼是「禪」？所謂的「禪」就是把自己完全交託給此時此刻，充分的活在當下。這本書講的便是關於療癒的禪學。

書中的每一篇短文各自呈現了一個特殊的想法、行動或機會，讓我們的今天和每一天都過得更好。這些文字並沒有依照一定的順序，所以你可以從任何一頁開始讀起，藉此獲取一些精神食糧、一些明智的忠告或一個迅速有效的療癒點子。

夾山禪師曾說：魚群不會注意到龍嘴裡銜著的珍珠，因為牠們把心思都放在龍身上，所以看不見那珍珠。當你或你所愛的人罹患癌症時，情況也是如此。**癌症這條龍很容易讓你看不清，甚至看不見這趟旅程中的珍珠**。

他們說一個禪師所能做的最好的事情，就是用手指著月亮——告訴你正確的方向。因此，我誠摯的希望這本書也能為你指出這條路上的珍珠。無論天色多暗，月亮總是在那兒。但有時我們需要某些溫和的提醒，或者做某種練習，來讓自己回到正軌。希望你能在這本書當中看到能夠對你有所幫助的東西。

書中的所有點子都是為了要幫助你在當下——至少很快的——就感覺好過一些。但有一個前提：你必須實際去嘗試！光是閱讀這本書卻沒有實際採行其中的建議，就像是光看藥瓶的標籤卻沒有把藥吃下去一樣。你知道瓶子裡面有什麼，但那些藥一直待在瓶子裡，如何能夠幫助你呢？請你把藥吃下去，然後看看自己的感覺如何！

你還在等什麼？等待絕不是禪。現在是你該衝過去捋住虎鬚，和老虎搏鬥的時候了！

目錄

CONTENTS

T E N T S

C O N

N T S

C O N T E

V 氣功自療運動

PART

I

實用的導航智慧

1

智不是道／多少資訊才足夠？

南泉大師教導我們生命的道路是要去「體驗」的，不僅是用來累積知識。

你一天當中就只有這麼多時間。那是你最寶貴的資產。你要如何善加利用？無論在任何時刻，無論在什麼情況下，這個問題都適用。**禪宗認為，經驗和洞見比我們儲存在腦袋裡的資訊更加珍貴**。南泉大師寧可全心全意過活，也不願花時間來研究生命。舉個例子，我們可以把所有的閒暇時光，拿來閱讀一本又一本談論靜坐及其益處的書，也可以坐下來，真正開始靜坐。

哪一種方式比較能夠讓我們體驗到自性？

同樣的道理也適用於你自己或所愛的人罹患癌症的時候。在這樣的時刻，學習曲線是很荒謬的：你得做一些決定（而且很可能是你一生當中最重要的決定），但你卻沒有多少時間（請記住：過了這個階段之後，一切就容易多了！）。所以，你要如何開始？就從你所在的地方開始吧。先吸一口氣，然後盡可能尋求幫助，以便在當下做出最明智的決定。

在這趟旅程中，你一定會學到很多。有些人選擇蒐集有關癌症的資料，有些人則完全不做研究。其實，我們並不一定要讓自己變成一個癌症專家。外頭有很多專家願意跟你談一談。你只要在需要的時候去找他們就行了！

是的，學習很重要。但在決定要做哪一種癌症治療時，理解更加重要。我們甚至可以**把「要有多少資訊才足夠？」這個問題，當成我們的禪宗公案**。我們會怎麼回答這個問題？請問你自己：**我們追逐資訊的目的，是不是為了要讓自己感覺好過一些？我們是不是已經有足夠的資訊，做出明智的決定了？**

你如果像我一樣有著研究背景，可以發了瘋似的針對每一個可能的選項做研究，以便能夠做出最好的決定。但請相信：無論如何，一定還會有你所不知道的東西。你可以找一找，看看有哪些人或資源最能解答你的疑惑，在必要時諮詢。這會減輕我們某些不必要的壓力，讓我們不至於太過緊張。舉個例子，我在蒐集癌症資料時，發現我們那一帶有位醫師總是能掌握癌症治療的最新趨勢，而且還願意提供電話諮詢。於是，我每次需要改變治療方法時就會和他聯絡，尋求第二意見。除此之外，我們那一帶還有一位專治癌症的中醫師。他比我見過的任何人都更了解有關癌症研究的種種。有了這兩位醫師，我就不需要花太多時間研讀癌症的研究文獻和最新刊物。現在外頭有許多人提供這樣的服務。請找幾位和你談得來的專家，並且盡可能請教他們。

我們可以拚命的進行研究。但我們應該想一想用這些精力來做研究，對我們的癌症治療究竟有多少好處。我們必須在這兩者之間取得平衡。一旦你的重要問題得到解答後，問問你自己：目前你手上的資訊是否已經足夠？幾年前，我曾經有一個病人花了好幾個月從全國各地蒐集資料，但最後發現有許多意見是相互矛盾的，以至於他根本無法做決定。也就是說：這些資訊壓得他透不過氣來，到最後形同無用。你需要聆聽多少意見之後，才願意開始接受某種治療方法？哪些醫師是你罹患的那類型癌症的權威？這種治療應該在哪裡做最好？當然，我最喜歡的問題是：**什麼樣的生活方式能夠幫助你保持體力，並減輕治療後可能會有的副作用？**（提示：這本書裡就有許多！）

知識就是力量，但療癒才是我們該走的道路。

2 頭殼不過一顆椰子大／記住重要的事情

從前中國有一個縣長以飽讀萬卷經書而聞名，並且以此自豪。但歸宗禪師卻不這麼想。他開玩笑的問：「那縣官的頭只有一顆椰子大，怎麼塞得下那麼多經書呢？」

我從前擔任律師的時候，發現人們的記性是很容易出錯的。其實我們每一個人都是「證人」，是自己生命的目擊者，但我們的記性很有限，因為我們的頭殼只有一顆椰子般大小。研究顯示，我們所能記住的事情往往沒有自己所想像的那麼多、那麼精確。畢竟，我們的腦袋就只有這麼大！

在這趟癌症的旅程中，要記住那些五花八門的醫學專有名詞和藥物名稱，得有一些特異功能才行，更何況你可能還會有所謂的「化療腦袋」。於是你會發現：有些事情你原本以為自己一定記得住，結果卻居然消失在你腦海裡的那團五里霧中，無影無蹤。

發生這種情況的時候，你要對自己有點耐心。**這其實是一個很好的契機，讓你練習放下，不再懷抱任何幻覺，以為自己能夠掌控什麼。你只不過是個凡人，所以理所當然會把事情搞砸，會忘記事情**。在必要時，你理所當然也可以向人求助，請人支援。要知道，這世上還有其他凡人，而且他們都想要幫忙。事實上，他們正耐心的等著你開口呢。這點我可以保證。

請記住：每次回診時，盡可能找一個朋友或家人陪同。這樣，當你忙著和醫師說話的時候，那個人就負責把重要的事情記下來。我們椰子般大的腦袋不需要一再提醒自己「我最好記住這事！」的時候，要專心聽醫師說話就容易多了。

如果你找不到第二雙眼睛和耳朵，可以去買一個便宜的電子筆，或用手機上的語音備忘功能，或者乾脆自己做筆記。看看哪一個方法對你來說比較容易。有些人在有事可做的時候會比較放鬆。如果你是這類型的人，或許最好自己把那些資訊記下來。

如此一來，日後萬一我們有需要時，就會有正確的資訊可供參考。把這些資訊存放在一個安全、容易取得的地方，以備不時之需。

現在是你練習「尋求幫助」這門藝術的大好機會。不要太頑固——你的腦袋裡的硬碟容量就只有這麼多。當你需要記住重要的資訊，例如什麼時候該回診，請記得：兩個臭皮匠勝過一個諸葛亮！

3

「初心」／不排除任何可能

「初心」（not-knowing mind），也稱為「新手的心」（beginner's mind），蘊含各種可能性。新手尚未意識到任何限制的存在，因此觀點無窮開闊。

當我們願意敞開心胸、不排除任何可能性時，我們的選擇就會多很多。我們越去探索，越多覺知，所能選擇的範圍也就越大。我在中醫學校就讀時，一位經驗豐富的老師曾說他很羨慕我們這些新手，因為我們仍然願意大膽嘗試各種治療方法。

新手不怕出錯；他們還沒有形成一套固定的做事方法，仍然勇於求新求變。他們也沒有「舒適圈」，讓自己害怕跨出去。他們懂得「初心」的藝術，也就是說：他們知道自己一無所知，所以幾乎願意嘗試任何事情。**我們在面臨未知時，雖然心裡害怕，但當我們張開雙臂擁抱時，就會得到某種自由。**

癌症當然有可能挑戰了我們那些根深柢固的信念，但這項挑戰也提供了一個機會，讓我們得以更加敞開自我、擁抱生命。當我們揚棄那些陳腐老舊、劃地自限的信念時，我們就更能充分的融入周遭的一切。陳腐的思維模式引領我們循著人跡雜沓的道路前行，但癌症卻會逼我們另闢蹊徑。你選擇哪一條道路？

是的，我們有更多選擇！對像我這樣的癌症病患來說，聽起來還真不賴呢。罹癌之後，我不知道做了多少從前想都沒有想過的事情。如果說我從癌症中學到了什麼，那便是：你永遠不知道下一步可能會發生什麼事；在事情發生之前，你永遠不知道自己可能會如何回應。當然，我最初並不想受到這樣的驚嚇，但一旦有了「初心」之後，我越來越享受它所帶來的自由與開闊。我發現初心，除了是面對癌症的態度，也可以用在日常生活中。

禪宗大師經常告誡我們切莫相信自己的念頭，並且應該跳脫自己的慣性。**癌症就像一位脾氣暴躁的禪宗大師，讓我們生出強烈的動機，努力跳脫自己的慣性。它迫使我們放下無奈和怨懟，敞開自我，迎接各種可能性**。之前，我們或許從不曾考慮使用西醫之外的傳統療法，但數千年來已經有千百萬人採用了類似印度的阿育吠陀（Ayurveda）療法或中藥來治療癌症。我們也可能從未想過我們放進嘴裡的每一口食物，對我們的整體健康有什麼影響。事實上，有些傳統的輔助療法可能對你有效，有些食物或許也能幫助你減輕癌症治療所造成的營養不良現象。你不要排斥任何可能性。儘管去找這些領域的專家，然後向他們請教。

- 在評估各種可能性時，你要拋棄自己既定的做事方法、看法和偏見。
- 放掉「我知道、我知道」的想法，以新手般新鮮、開放的眼光來看待每一件事物。
- 當你覺得自己不願意接納某種可能性時，請記住：你可以選擇擱置自己的成見，保持開放的態度。
- 經常提醒自己要這麼做。要明白「我知道、我知道」的這種態度往往是出自於恐懼的慣性反應，並不是真的知道。
- 當你起了疑問，心想「不知道這是什麼玩意兒」時，你要容許讓這個「不知道」慢慢轉變成好奇心。
- 要經常對你感到懷疑或嗤之以鼻，但實際上並不太了解的某種可能性，懷抱著好奇心。

你可以用「初心」面對生活中大大小小的事情！任何事情都有可能……除非你不願意！

4

無瑕的玉／無論如何，你都好看

讓我們實話實說吧：你的外表確實有可能影響你的自信心。如果你的自我價值感曾經遭受打擊，這一篇就是寫給你看的。

盤山禪師曾經說過一句很有智慧的話：當美玉蘊藏在岩石裡時，「岩石並不知道這塊玉有多麼完美無瑕」。有時一個人的內在——那存在於表層之下的事物——是看不出來的。我們或許很擅長評判自己，並且拿自己和他人做比較，但有時候我們卻看不到自身的價值——那被隱藏在我們內心深處的本質。我們只看到外面的岩石，沒有看到裡面無瑕的美玉。尤其是在罹患癌症之後，我們更容易忽略或遺忘了那難以觸及卻美麗無瑕的內在。

現在，是你想起你內在之美並與它連結的時候了。如果這一陣子你照鏡子的時候，心裡很納悶鏡子裡那個瞪著你的人到底是誰，怎麼會長成這副鬼樣子，請記住：**無論你外表看起來是什麼模樣，你內在那塊無瑕的美玉絕不會因此受到褻瀆或毀損**。我就經常這樣提醒自己。

我剛開始做化療時，決定以後每次去醫院都要佩戴我的念珠項鍊。這條項鍊是由玉石和珍珠製成，上面有一個中文的「壽」字雕刻，看起來非常別緻。我決定佩戴這條項鍊，除了因為喜歡它的樣式之外，也因為我覺得它就像護身符，能夠保護著我。此外，它也讓我原本平淡無奇的穿著，增添了一些新穎別緻的風味。

想一想你可以怎樣打理你的外表，讓你感覺自己更有力量，或者至少讓你在面對別人的眼光時比較自在。任何東西都可以成為你的護身符或吉祥物。發揮你的創意吧！試著穿上一件幸運襯衫，戴上一頂好看的帽子，或佩戴一件具有特殊意義的珠寶。我的好友安娜，在她那顆光溜溜的頭顱上，刺了一個大大的紅棕色刺青，看起來美極了。無論是你最喜歡的一支手錶、最中意的一雙鞋子，或你特別喜愛的一種香味，它們都可能會讓你一整天的心情大不相同。

你上回穿得美美的，或精心打扮去參加某個盛會，是什麼時候的事呢？在治療期間，你或許不太想出去拋頭露面。不用說，我也曾經這樣，因為當時我的臉整個發紫，上面還布滿了幾百粒細小的白頭粉刺！然而我發現，我越是往外跑，越會想起內在的那個我，並且逐漸安於自己當時的模樣。所以，請你打電話給一個朋友，來一次特別的郊遊吧！

我們很容易因為自己的外表而失去自信。但事實上，沒有任何事物可以損傷或剝奪我們自性的價值、內在的美以及無瑕的本質。無論外表看起來如何，我們終究還是自己。

有時只要踏出一小步，就可以大大改變對自己的看法，並從而改變他人對我們的觀感。就從今天開始，**請你攜帶或佩戴某個鍾愛的物件，用來展現你無畏的精神、內在的美、勇氣和力量！**讓你內心那塊無瑕的玉閃閃發光吧。

5 欲知前方事，且問過來人

／為重大的疑問尋求解答

趙州禪師當年在師事南泉禪師時曾問他：「如何是道？」南泉禪師回答：「平常心是道。」

南泉禪師有一項本領，他往往三言兩語就能切入核心。事實上，最直截了當、最不複雜的方式，往往也是最好的方式。**當你走在癌症這條路上，你所需要的只是平常心、只是常識，如此而已**。讓我們聽從禪宗的勸告：「欲知前方事，且問過來人。」南泉禪師的話語充滿了機鋒與實用的智慧。讓我們將其中的常識付諸實行：**去和那些過來人談一談**。

你罹患的這種癌症類型，你應該不會是第一個病人。因此，只要隨便上網查一下，就會得到排山倒海的資訊，其中有些很精確，有些則否。網路雖然很好用，但在許多時候，活生生、有血有肉的人卻是更棒的資源，而且到處都可以找得到！人不僅比較可靠，還可以省卻你過濾一大堆無用資訊的工夫。所以，為什麼要白費力氣呢？

- 你可以透過人脈，找到某個過來人跟你談一談，也可以打電話給一些支持團體或醫師，請他們幫你問一下，看看有沒有別的病患願意和你聊一聊。這些人往往是你最好的資源，而且也最容易找到。有時候過來人的幾句話，就可以讓我們感到安心。就去找找看吧！
- 如果你找不到，就和你的醫師談一談，問他其他病患的狀況如何。或者，你也可以找另一位專精於這種癌症的醫師，請他根據經驗給你一些建議。
- 無論你是剛被診斷出癌症、正在收集相關資料，或是即將嘗試新的療法，你都可以聽聽過來人的意見。在這些關鍵時刻，坐下來和別人談一談是最有效率的方法。

至於我自己，我選擇請教醫學專家，請他們根據經驗給我一些建議。我雖不曾刻意去找其他的肺癌病患，但我幾乎每一天都會和各式各樣的癌症病人談話。

在我們所走的這條道路上，有許多美麗的靈魂。找幾個願意和你分享的人。到時你會發現，你已經逐漸拋開恐懼了。

6 高明的弓箭手，不會試著射中靶心

學習新事物

高明的弓箭手似乎輕而易舉就可以射中紅心。但這種看似毫不費力的「無為」本事，其實需要經過長時間的練習。

當我們學習某種技能或尋求某些知識，並且樂在其中時，我們就是處於這種「無為」的狀態。真正高明的弓箭手不再需要「嘗試」去做任何事情。在射箭時，他和弓箭以及靶子已經合而為一。在這種狀況下，他怎麼可能射不中紅心呢？

罹患癌症並不意味著你不能全心全意擁抱生命。事實正好相反！在罹患癌症之後，你甚至可能比較有空去從事一些你平常無暇追求的嗜好，尤其是在你請假接受治療的時候。花點時間做一件你覺得有意義的事，不僅會讓心情比較好，對身體也會有幫助。**當我們努力追求知識或學習技能，並且樂在其中時，我們的身體自然而然會分泌讓我們感到快樂的激素**。研究顯示，正向態度和正向行動對生化機制所產生的影響可能有助療癒。所以，在癌症治療過程中，我們為什麼不試著學習並精通一種新的技能呢？這不僅不會造成任何損失，反而可能得到很大的收穫，因為這類活動會讓我們有正向的滿足感。

為了達到這種「無為」的境界，我選擇學習吹奏一種日本禪宗的竹笛——尺八。它可以撫慰我的靈魂、挑戰我的頭腦，並強化我的肺活量。我或許永遠無法成為吹奏尺八的大師，但這並不重要，重要的是它讓我有機會沉浸在藝術的世界裡，渾然忘我，達到「無我、無笛、無調」的境界。

- 或許你從前一直很想專精某種技能，例如美術、攝影、園藝等；或者你對某些科目，例如歷史、外國語言及文化等，一向都很有興趣。那就請花點時間和你自己連結，回想那些被你忽略的興趣。
- 搜尋一下附近有沒有和你的興趣相關的俱樂部、課程或聚會。有許多線上讀書會、教學影片和課程都是免費的，或者價錢非常便宜。除此之外，你也可以考慮加入一個和你有相同嗜好的團體。這可以讓你和外界保持連結，不致因為罹患癌症而劃地自限。

- 如果你不想到外面去學習技能或從事社交活動，也有許多技能是你可以自己在家裡進修的，例如現在很流行的編織。烹飪也是其中之一。大多數人都把做菜當成一項實用的技能，但或許你可以定期和某個朋友碰面，一起下廚，並分享有益健康的新食譜。

- 在你的生活中，找出一個你可以試著達到「無為」境界的領域。就開始去做吧！

研究你喜歡的事物或從事你愛好的活動，可以幫助你在身體、情緒或心靈方面獲得療癒。身、心、靈這三方面的療癒都很重要，往往會相互影響，因為它們是互相關連的。

當沉浸在這類活動中，我們便確確實實的活在當下。這時，我們不再是癌症病患，而是「無為」的本身。我們的眼中再也看不到弓箭或靶子，只看到那一點紅心。

7 把你的杯子倒空！／保持彈性

一個自認無所不知的人前來拜訪南隱禪師，看看世上是否還有任何值得學習的事物。禪師為他倒茶時，不停的把茶水傾注在杯子裡，直到茶水溢出為止。「倒太滿了，杯子裝不下了！」那人大喊。只見南隱禪師淡淡的說道：「你就像這只杯子一樣，腦子裡有太多想法了。如果你不把杯子倒空，我怎麼教你禪的道理呢？」

你在過濾各種治療方案時，最好能夠保持謙虛、開放、甚至自認無知的態度。在罹癌之前，我連阿斯匹靈也不吃，因為它「不是天然的」。但自從罹患癌症之後，我已經服用過市面上各式各樣的強效藥物。癌症一把搶過我的杯子，將它倒空了。如今我在考慮各種選項時，態度已經開放許多。

智者的話很有道理：我們應該像竹子一樣，既強韌又有彈性，風一吹來就彎下。

我們最初覺得合適的方法可能並不成功，現在看起來很瘋狂的點子日後或許會顯得有些道理。當你逐漸成長，你的口味自然會改變、提升。**你願意把已經沒有用處的東西倒掉嗎？在這趟旅程中，請你把你的杯子倒空，這樣才能有機會一再的用它來盛裝美好的事物。**

8 提防三吋學者／要找真正的專家

「小心三吋學者。」禪宗這句話是在提醒我們要提防那些看到或聽到一點資訊就拿來說嘴，儼然以專家自居的那種人。事實上，他們的知識只有三吋，也就是從他們的眼睛、耳朵到達嘴巴的距離。

許多善心人士在聽說我罹患癌症之後，紛紛寄電子郵件給我，告訴我有哪些最新、最好的癌症療法。我想我必定不是唯一收到這類郵件的人。試想，我本來就是中醫師，有過十年治療癌症病患的經驗。如果隨便一個熟人都會寄這類郵件給我，不難想像其他人在罹癌後會收到多少熱心建議。

我們要感謝朋友和家人對我們的愛護與關懷，即便他們表達愛與關懷的方式是推薦我們購買某種「殺癌機」，或告訴我們肯亞有一種使用叢林動物的新療法。市面上有許多癌症療法和藥物的廣告看起來都很吸引人，但缺少實質的研究佐證。如果你願意做實驗，那當然很好，但**你得找一位真正的專家，向他請教哪些療法可行、哪些不可行，以免把所有時間和金錢都花在某種看似很好但實際上根本沒效的治療上**。

醫師具有藥品的相關知識，有執照的中藥師了解各種天然藥草的藥性。營養學家懂得食物、維他命和營養補充品的種種。這些人都曾在各自的領域裡鑽研，他們應該可以根據臨床的經驗推薦你一些比較可行的方法。

總而言之，當你考慮要接受某種療法或服用某種藥物時，最好請教比你那些好心的朋友懂得更多的人。一知半解是很危險的。半吊子的專家學者亦然。

需要什麼資訊時，就找真正的專家學者吧！

9 至道無難／選擇適合你的方法

一個和尚問石頭禪師：「何謂解脫？」
石頭禪師答道：「誰綁了你？」

我們只有在不自由的時候，才需要解脫。這句話很值得記住，因為**我們很容易忘記給我們最大壓力的人往往就是我們自己**。**事實上，我們要做什麼、下什麼決定，都是自己的責任**。

你是否曾經覺得某種療法不太對勁，但卻還是繼續做下去，儘管所有的跡象都顯示你應該放棄？你應該會同意：當某件事情太過美妙，顯得不太真實時，它通常不是真的。從禪宗的觀點來看，這句話也可以反過來說：如果某件事物看起來不夠好，它往往也確實不是那麼好。

在癌症的旅程中，我曾經嘗試過許多實驗療法和自我療癒的技巧。那些讓我做得很勉強的方法，花了許多力氣，效果卻非常有限，到頭來都只是讓我白忙一場，沒有一次例外。同樣的，那些一開始就讓我印象很好的方法，通常對我都會有正面的影響。

你可以做許多事情來幫助自己保持體力，繼續戰鬥，但**你要選擇適合你的方法**。罹患癌症這件事本身已經夠刺激了，誰還需要更多有的沒的？不必了。

一定會有人吃的維他命比你多，運動的時間比你久，或者靜坐的時間比你長。那很好，祝福他們。但那是他們的事，與你無關。你只要管好自己就行了。

禪宗有一句話：「至道無難。」**當你發現你的「至道」（你覺得最自然、最適合你的方法）時，你會感覺像是冰塊逐漸融化在清涼、流動的水裡一般**。如果你目前用來幫助自己的方法沒有效果，或者你的努力一直都沒有什麼回報，或許應該換一種方法了。無論在任何時刻，你都可以有新的選擇。

你被什麼東西綁住了呢？

離卻語言／接觸其他人

10

這是一樁真正的禪宗公案：
一個人要如何離卻語言？
答案是：「採取行動。」

在你罹患癌症之後，很少人知道該對你說些什麼，但大多數人都希望能夠幫得上忙。太強的自尊心和癌症這兩樣東西，就像壽司配紅酒一樣，非常不搭調。如果沒人對你說過這樣的話，那就讓我來起個頭吧：

你罹患癌症。你要尋求幫助！

除了和癌症打交道之外，你可能還需要仰賴他人幫你做一些小事，例如料理食物、購物，甚至穿衣服等。在罹患癌症之前，我很不願意接受別人的恩惠，即便只是一些小恩小惠，也很少請人幫忙。在罹患癌症之後，我仍然很不願意接受別人的幫助，不過因為有需要，所以已經比較會開口了。

我們都曾經幫助過別人。那種感覺很好。那我們為什麼不讓所愛的人感覺很好，或至少讓他們覺得自己是個有用的人呢？**請朋友幫助我們會讓他們覺得自己有能力，並給他們一個為人服務、幫助我們療癒的機會。這是一份禮物，施者與受者同樣受惠，是製造雙贏的舉動。**你們兩人都會因此而感覺更好。

當我們接受別人的幫助時，就等於是讓他們有機會以行動（而非語言）來表達他們對我們的愛與關懷。畢竟，行動是最能傳達心意的方式，語言通常不太管用。請記住：你的朋友和家人都想要表達他們對你的支持。

如果人們自願幫忙，你就接受吧！找出一些有意義的事情讓他們來做。這會讓他們跟你一樣更加開心。

11

他弓莫挽／走自己的路

他弓莫挽、他馬莫騎、他非莫辨、他事莫知。

這四句偈是無門慧開禪師所做，收錄在有許多公案的禪宗經典《無門關》裡。這不僅是很有智慧的忠告，也是一種明智的生活方式。簡單的說，他是規勸我們要有自己的一套，不要管別人怎麼做。

決定要採取什麼療法從來不是一件容易的事。你必須了解情況，知道自己有哪些選擇，並決定哪些療法比較適合你，這樣你才會心安。適合別人的療法——無論有沒有效——並不見得

適合你。這很正常。

在做決定時，無論你心裡有什麼疑問都要提出來。只要有問題，儘管問醫師，別不好意思。你要做的治療方法就是你手上的弓箭、跨下的馬兒。想想看，騎著一匹你已經逐漸了解並熟悉的馬兒，和跳上一匹你從未見過的野馬，這兩者之間有何差別？癌症這趟旅程已經夠瘋狂了，不是嗎？

你要盡量尋求相關的知識，讓你在做決定時比較安心。運氣好的話，你會很清楚自己該走哪一條路。但多半時候你會同時面臨好幾個選擇，而且每個選擇都各有利弊。**你的目標是選擇一種讓你至少可以比較安心的療法**。

有些人選擇綜合性的療法，就像我在書中提出的這種。有些人選擇只做化療、開刀或放射線治療。少數人會完全以替代性療法或輔助性醫療作為他們的弓箭。在癌症醫療上，並沒有「一體適用」的方法。**你可能需要嘗試過幾種不同的方法，才能找到適合你的那一種。你不妨做一下實驗，直到你找到屬於自己的道路為止**。

癌症的治療既是科學，也是藝術。有的醫師採取「非黑即白」的做法，有的醫師則比較有層次和色彩。你要請教他們，釐清你的疑惑，然後再找出能夠讓你比較放心的療法。

其他病患或許已經決定採取某些療法了。沒關係，祝福他們。如果你有問題，就問他們。否則，你就應該聽從無門禪師的勸告，選擇最適合你自己的弓箭與馬兒。

一旦決定採取某種治療方案後，你應該會很有成就感。療程開始後，你就會有很多的時間和心思去做別的事情了（例如好好過日子）。我每次從自己所知道的資訊中選定一項適合的方案後，往往都有如釋重負的感覺。

願你所選擇的箭擊中靶心，也願你的馬兒奔跑得快捷如風。

12

惟賊識賊，一問即承

／尋找支持團體

有一句老話：「惟賊識賊，一問即承。」

性情相近的人一眼就可以認出彼此。我們往往知道自己會受什麼樣的人吸引，儘管我們並不一定明白個中原因。要認出我們的同類並不難，但想要找到他們或許就沒那麼容易了。

你試著找過支持團體了嗎？好的支持團體是很值得你花點工夫去尋找的，因為你和團體裡的人關係越親近，感覺就會越好。就是這麼簡單，真的。

支持團體可能會成為你無價的資源，尤其是在你和裡面的人很投緣的時候。如果你正在接受或即將接受某種療法，你可以從團體中的過來人那裡得到一些指點。

如果你不想參加支持團體，也可以試著去學某種才藝，或者和你家附近的業餘愛好者一起從事某種休閒活動，例如賞鳥、攝影或做木工等。還是沒興趣？那就固定邀請幾個老朋友來家裡喝茶。或者，如果你願意的話，也可以找一個對你而言很特別的「人」（除了你家的狗之外），經常和他一起去散步。總而言之，你要主動選擇一些正向的方式，把時間花在上面，例如擁有某些嗜好，從事一些例行性的活動等。這不僅是我們生命中的資產，也有助於我們療癒。

我們和自己感興趣的人待在一起時，比較不會胡思亂想，也比較可以讓自己的心情保持平靜，以及活在當下。而當我們能夠活在當下時，通常會覺得事情並不如我們所想像的那麼可怕。對你而言，這樣的人在哪裡？你在哪兒可以找到一群懂你、支持你、讓你可以盡情與他們分享的人？你可以到處問一問。不要因為不好意思而卻步。要知道：在那些支持團體和休閒活動團體中，有很多人其實也是很害羞的。

13 興善寺／迎接正面的力量

「興善寺」是中國古代一座禪宗廟宇的名字。這個名稱反映了他們的宗旨。

這座廟宇的寓意一直讓我印象深刻。逐漸的，我也**把自己每天所過的生活當成一座「興善寺」**。比方說，我會刻意和那些能夠讓我的日子更加美好、更有意義的人在一起，也會刻意從事一些活動，例如和朋友一起喝茶、和我的兩隻小狗在海灘上散步等。我從事這類活動時，感覺就像對我心中那座「興善寺」捐獻香油錢。

如果有人試圖將塵土帶進這座廟宇，或者有某件事情正在把廟宇中的「善」帶走，我就不歡迎它進來。我把自己當成站在廟宇大門口的武士，試著阻擋或斬斷所有的牽扯，讓自己遠離那些不符合美善宗旨的人物與情境。

這可能是這本書中最容易做到的建議之一，因為我們都很清楚什麼事情會讓我們感覺更美好，什麼事情則不然。如果你不太確定哪些事物會幫助你在心中這座「興善寺」裡累積更多的善，你今天就可以安安靜靜的坐下來，花點時間和你內在的廟宇守護者連結。

你是否一直坐視你的廟宇逐漸蒙塵？此時，你或許應該來一次大清掃。**有時我們只要清除心中的雜念，就會發現我們那寶貴的心靈空間其實有更好的用途。我們可以用它來容納一些有意義的事物，一些會讓我們微笑、思考或放慢腳步的事物。**

請你安安靜靜的坐下來，放慢步調，開始檢視你的心境：

- 你最近過得如何？
- 你多久沒有做過讓自己開心的事情了？
- 生活的混亂脫序是否讓你感覺亂糟糟的？

無論我們是在自己家裡、朋友的住處、旅館或醫院裡，都可以做一些事情來讓自己感覺神清氣爽，並開啟更多內在的空間。這類事情很多，例如：

- 打開窗簾和窗戶，讓新鮮空氣流進來。
- 買一束鮮花放在餐桌或祭壇上，為生活增添一些美感。這會讓你放慢腳步並且開始微笑。
- 邀請老友來訪。這會讓你的心情變好，也會讓你的住處更有生氣。
- 聽一些讓你開心的音樂。
- 看看你所愛的人的照片，或一些可以激勵你士氣的圖畫。
- 經常打掃你內心的廟宇。

體力欠佳的時候，我喜歡躺在家裡的沙發上，撫摸我養的那幾隻狗，甚至抱著其中一隻小狗睡個午覺。和自己喜愛的人或寵物共度輕鬆悠閒的時光，是讓你恢復精神的絕佳方式。

如果你此刻正待在醫院裡，或者沒有辦法出門，你可以請朋友或所愛的人幫你把需要的東西帶過來，讓你可以在心中建造一座「興善寺」。如果你目前所住的病房沒有窗戶，你可以詢問院方可不可以把你轉到一間有窗戶的病房。我要再說一次：向人求助絕對沒有什麼壞處。你的朋友都很希望能夠幫上你的忙。他們正等著你開口呢。無論此刻你在哪裡，請讓他們幫助你把你心中的廟宇布置得清靜美好。

至於要如何避開那些無法幫助你感受美善精神的人物或情境，這可能比較困難一些。有時候，你的親友雖然出於好意，想要幫忙，但卻帶給你更多的困擾。在這種情況下，你可以透過電子郵件和他們聯絡。罹患癌症的一個好處就是：當你告訴別人你心情不好，不希望有訪客時，他們往往都會尊重你的意願，很少會勉強你。你可以善用這個優勢！

你的住家就是你的庇護所，你的心靈也是。**敞開你的大門迎接那些會讓你覺得比較平靜、清明、鎮定的人事物**。**留心阻擋那些會讓你覺得亂糟糟的、心神不寧或憂愁沮喪的東西**。你已經知道自己應該從哪裡開始做起了，那就是你目前所居住的地方。

14 馴服第一頭獅子／嘗試新療法

「馴服了第一頭獅子，其他獅子就好辦了。如果你連第一頭獅子都馴服不了，其他獅子也將不受駕馭。」

中國的禪師以這個比喻來說明「慎始」的重要性。**在一個過程開始時，把第一個基本步驟做對是很重要的**。老師和家長應該都很了解這一點。

這應該也是大多數癌症醫師在決定採取某種療法時的態度。如果他們一開始就做對了，癌細胞就會消失得比較快，病人也不致承受太多毒性與痛苦。現代的癌症醫學已經研發出許多先進的療法，可以取下活的癌細胞或血液來做體外測試，看看哪些療法對某一種癌症最有效。這種新的科學方法除了大都市的醫學中心之外，在其他地區還不太為人所知，所以你的醫師可能也沒有聽說過。

我對這種方法很有信心，因為當初我被診斷出癌症之後，便決定動手術切除一顆長了腫瘤的淋巴結；這些被切除的組織被送到一位臨床腫瘤學家那兒做測試。他用這些活的癌細胞試驗了幾種不同的藥物，看看哪一種對我最有效。在開刀之前，醫師曾經判定我只剩下六到七個月的壽命，但在採用了根據測試結果所決定的療法之後，腫瘤幾乎消失了。不到六個月，我的病情就逐漸好轉。當然，這種情況不一定會發生在每個病患身上，但你可以留意各種癌症療法的最新發展。

每一天都有新科技、新療法與新藥物推出。你不妨到處打聽，以便找到最適合你病情的治療方法。這種做法曾經救過我一命，但願它也對你有幫助。

15 不能稱它為木樁子／做困難的決定

百丈禪師想考考兩個徒弟，看誰能說出比較殊勝的禪機語。他指著一個淨水瓶問道：「如果不能喚它為淨水瓶，要喚它什麼？」性喜賣弄的弟子華林覺答道：「也不能稱它為木樁子啊。」這時，地位卑下的廚子靈祐突然一聲不吭的踢倒淨水瓶，就走了出去。

你猜到禪師判定哪一個人勝出了嗎？沒錯，廚子贏了，而且他贏得有道理。為什麼他贏了？因為他的回答不按牌理出牌，而且他能不假思索的以創意來回應挑戰。相反的，華林覺的答案則是經過審慎的推敲、合乎邏輯，並且沒有違背他所受到的思考訓練。這對禪宗的提問來說，並不是一個好的回答。

純粹的覺知——我們的真實本性——是超越理性思考的。它完全發乎自然，會自然的顯現出來，不受任何外力或理性的思辨所妨礙。畢竟，我們那講究理性的頭腦往往是我們煩惱的根源。禪修可以幫助我們跳脫窠臼，不受狹隘的成見束縛。此時此刻，我們或許都需要這種明心見性的方法。

廚子靈祐並未迴避或否認他當時所看到的事物，只是他的思考跳脫了框架的限制。我們看到一個可以裝水、可以倒水的器皿，便稱之為「淨水瓶」。在我們為它貼上這個標籤之前，根本沒有「淨水瓶」這種東西。百丈禪師並非問淨水瓶是什麼，而是要藉此讓他的徒弟們超越名相，以不落俗套、具有新意的方式來回應提問。

禪學要我們看清事物的本質：萬事萬物乃是相互依存、共同發生的現象，而非各有標籤的不同實體。百丈禪師並不想聽到一些特定的字眼；他是要弟子依據自己的本性，自然而然對生命做出創造性的回應。這種回應顛覆了我們自身的恐懼和對自我的懷疑，讓我們能夠以不虛矯的方式，依據自己的本性來感受事物並採取行動。

我們五官所感知到的現象會受到我們的成見過濾，因此並不是實相。我們往往對事物持有特定的看法，並根據這些看法來決定回應方式。如果我們認為某個事物很可怕或令人難以忍受，那麼對我們而言，它就真的很可怕或令人難以忍受。但對另外一個人來說，它或許既不可怕，也不至於難以忍受。換句話說，**如果我們能夠改變看待事物的方式，我們就可以改變我們**

的實相世界。

廚子靈祐並不擔心或害怕他會弄破一個完好的淨水瓶。由於他能看到「淨水瓶」以外的東西，因此他得以對禪師的提問做出合宜的回應。光是這點就讓我們學到了一項很重要的功課。面對生命的挑戰，我們如果能像靈祐一般做出回應，就可以獲益。靈祐教導我們應該如何超越我們對自己的懷疑與恐懼，直接採取行動。這或許可以幫助你面對生命中的某些情境。**如果你能改變自己面對困難情境的態度，拿掉「困難」的標籤，並看清它的本質，事情就會變得容易一些。**

如果你不敢正視某件事情，或沒有勇氣去做，請你花一點時間走出你的恐懼：

- 讓你的身體和心靈都放慢步調。安安靜靜的坐著，自然而然的呼吸。
- 把心思放在你的呼吸上。深沉而緩慢的吸氣、呼氣。感覺自己的全身慢慢放鬆。
- 睜開眼睛，想像自己超越那些恐懼或憂慮，擺脫你原先的想法。
- 拿掉你給予這個情境的標籤，並試著看清它的本質：它只不過是另外一件事情罷了。

如果你必須做某件事情，但卻一直拖延；如果你不久之後就得開始做某種治療，但你卻感到很害怕；請花點時間，找個地方做上述練習，試著超越你的理智，進入沒有恐懼、沒有標籤、一切都自然發生的空間，然後以果斷、有力、甚至幽默的方式採取行動。我相信你一定可以做得到。這是我們每個人與生俱來的能力。如果一個「地位卑下的廚子」可以做到，你也可以。

一旦觀點改變了，你的回應方式也會跟著改變。

16 月照窗櫺之時／設定容易達成的目標

有一次，一個愛自誇的和尚告訴趙州禪師，他每天都閱讀七到十部佛經，並問趙州禪師每天讀幾部。趙州禪師答道：「一天一個字。」

禪師提醒我們，**即便一次只邁出一小步，我們還是可以到達目的地**。這樣做或許要花比較久的時間，但在過程中也會增加許多樂趣。此外，禪師也提醒我們要設定容易達成的目標。當你設定的目標很簡單時，你就比較有可能達成。我們都需要有些期待，也都有一定要做的事情。最初幾步是關鍵所在。為何不讓它變得「小而美」呢？

據說，勇猛精進的禪修人士每天都靜坐到「月照窗櫺」——也就是夜色降臨的時分——才起身。這便是「跨一大步」的例子。終日靜坐固然令人印象深刻，但有許多目標或許更實際、更容易達成。

所謂「一小步」，就像是：當你累了的時候，就在「月照窗櫺」的時分上床休息；或者在「月照窗櫺」之前，就把那些越堆越高的碗盤清洗乾淨。

- 如果你有寫日記的習慣，或想寫日記，就試著一天寫一句。
- 你甚至可以試著把一整天的生活濃縮成一個句子、一段話，甚或一個字。
- 每天讀一句能夠鼓舞你的話，幫助自己保持健康的心境。
- 如果你想做運動，就一天散步一次，無論走多久都行。
- 或者一天回一封電子郵件。

今天你要做什麼呢？就從現在開始做起吧！

17 終極的教導／記住重要的事

和尚問：「諸佛的終極教導為何？」
法眼禪師答：「你亦有之。」

諸佛的終極教導很清楚：你已經一切具足。你已經圓滿、完整，是萬物不可或缺的一部分。臨濟禪師教導我們：我們無法感受自己的圓滿、完整，是因為我們缺乏自信。他要我們**停止向外尋求解答，開始覺察內心**。

這本書所提到的點子幾乎都來自這樣的覺悟。我們的念頭、語言和行動都很重要。為什麼？因為我們的語言與行動反映出內心是否安寧。我們內心的安寧會影響周遭的人與事。這是基本的行為科學。無論一個人罹患什麼病、預後如何，這個世界無疑都需要多一點源自安寧，而非出於恐懼或自我懷疑的話語與行動。

我們或許已經具備了開悟所需的一切要件，但還是不免時常面臨挑戰。禪宗大師鼓勵我們無論在順境、逆境或絕境，都應該保持覺醒。這當然不容易做到，因此我們才會說禪是要「修」的。

每天利用一些時間進一步感受當下、覺察當下。這會幫助你在遇到任何困難時，都能以正面、具建設性的方式面對。

- 在服藥或坐下來用餐時，在內心默默進行療癒性的禱告。
- 在從事每天例行運動時，刻意讓自己更加臨在。
- 在排隊的時候練習深呼吸，讓自己放鬆。
- 訪客離開時，對他們的關懷抱持感恩的心情。
- 每晚上床時，傳送一些療癒的能量給你自己。方法之一是：把雙手放在你罹癌的部位，一邊呼吸，一邊在腦海裡想像你的手掌噴出一團神火，將腫瘤燒熔殆盡。
- 或者你也可以把一隻手放在胸口，另一隻手放在肚臍下方，想像你的雙手發出白色的療癒能量，讓這股能量進入體內，充滿全身，刺激免疫系統並提升你的能量。有許多不同的方法可以達到這個目的。你甚至可以自己發明。最重要的是，你在這麼做的時候要真正關心自己、照顧自己。

有人說要測試一塊寶玉的真假，必須用火來燒。當你感受到火焰的熱度時，請記住你可以選擇以更加覺醒的態度來回應你所置身的情境。無論情況變得如何艱難，千萬不要忘記真正重要的是：我們對自己和他人做了什麼。可別忘記，你也有能力造福世界。

PART

II

撫慰你的心靈

18

木椿子／練習靜坐

石霜禪師的弟子被稱為「木椿子」，因為他們可以靜坐很久，寂然不動，看起來就像一截木椿子。但巖頭禪師卻認為他們應該採行中庸之道。他說：「如果你把全部的時間都拿來靜坐，就像陶像一般，不是很有用處了！」

巖頭禪師說得對——在這世界上，我們都有義務要盡，有事要做，也有人需要我們幫助，誰想當一尊陶像或一截木椿子呢？有許多人在得知罹癌後都開始學習靜坐，有些人雖然長久以來一直有此念頭，卻為了種種原因而裹足不前。事實上，我們不必去廟裡落髮出家，就可以靜坐了。

靜坐的祕訣其實非常簡單：就是要付諸行動。至於怎麼做、什麼時候做、在哪裡做都只是枝微末節而已，可以根據自己的狀況調整。你上班時只有五分鐘的空檔嗎？太好了！關上門，放下手邊的事情，開始靜坐。你有三十分鐘的時間嗎？太好了！靜坐。

剛開始學禪時，老師教我們採用從一數到十的方式靜坐。禪坐，又稱坐禪，是一種講究專注的靜坐方式，將心思放在數字上是一種很好、很有挑戰性的方法，可以讓自己開始安靜下來，不致心猿意馬。**只要你有五分鐘的時間，你就可以練習靜坐**。

- 坐下來，把背挺直，把雙手放在大腿上。
- 眼睛稍微睜開，自然的看著前方的地板。
- 吸氣時，心裡想著（默念）「一」。
- 呼氣時，再默念一次「一」。
- 當你再度吸氣時，改念「二」。呼氣時，再默念「二」。
- 照這樣數下去，一直數到「十」為止。數到「十」後，再開始從「一」數起。
- 如果你分心了，立刻從「一」開始。
- 重複這樣的程序，直到你覺得應該停下來為止。

大多數人都要經過一段時間才能一直從「一」數到「十」而不恍神。這很正常。關鍵在於：你一發現自己停止數數的時候，就要讓心思回到「一」上。你可能會發現這聽起來容易，做起來卻沒那麼簡單，但你不久之後就會感覺自己的心思比較容易安靜下來。你越是經常練習，做起來就會越容易。

19 動中禪／日日臨在

就算靜坐多年，你可能仍是個笨蛋！

你或許已經看過這句話了，或許沒有。白隱禪師常說動中禪比靜坐要好上幾千倍。換句話說，你從蒲團或椅子上起身之後所發生的事情才是最要緊的。

所謂「靜坐」，並不一定是把屁股放在一個別緻的墊子上，當然也不一定要一直坐著不動，神遊太虛。**靜坐是一種心境，讓你練習專注或覺察**。如果能夠一整天——而不是只有十五到三十分鐘的時間——都保持平靜、臨在及覺察，那不是更有用嗎？

我們如何在日常的活動中禪修呢？剛開始時，你可以這麼做：

- 注意你的呼吸。
- 感覺空氣從你的鼻腔進出。
- 感覺你身體的各個部位如何隨著呼吸移動並放鬆。
- 讓你的身體隨著一次次的呼吸更加放鬆。
- 如此這般練習一段時間。

一旦我們能把注意力放在呼吸上，就可以開始真正的禪修了：

- 覺察你的呼吸，感覺你的身體逐漸放鬆，就像上面所說的那樣。
- 當你起身去做事時，要繼續覺察自己的呼吸。
- 當你在泡茶、做伸展運動或清洗碗盤時，要繼續覺察自己的呼吸。
- 當你發現自己的心思渙散時，要把注意力帶回你的呼吸，並繼續覺察。看看你在從事日常例行事務時，用一部分的心思來覺察自己的呼吸，可以有多長。

做這個練習的祕訣是要保持臨在與專注，以便時時刻刻注意我們的呼吸。只要你加以練習，就可以增強你保持平靜與臨在的能力，而這樣的力量日後將可以任由你汲取運用。

20 處處都是聖殿／在家中設置一座祭壇

趙州禪師曾說：「金佛不度爐，木佛不度火，泥佛不度水，真佛內裡坐。」

趙州禪師明白真正神聖的東西存在於我們的內心，沒有任何外力足以摧毀。我們是神聖不可或缺的一部分。

許多人會去教堂、廟宇等靈性人士或教徒聚集的處所，和朋友們聚會，並為自己的靈性充電。有些人則寧可獨自閱讀靈性書籍，偶爾參加工作坊或上課，以獲得靈性上的滋養。無論你是屬於哪一種人，當你罹患癌症之後，可能無法像從前那樣前往這類讓自己心靈恢復活力的場所。

但趙州禪師的這段話提醒我們：**我們可以把任何地方變成聖殿，不用踏出家門也可以朝聖**。

家庭祭壇在亞洲家庭是很常見的。你很可能曾經在亞裔美國人所開的商店裡見過。一座小型的家庭祭壇可以讓我們在家中也有一處神聖的空間，在我們不想打扮出門的時候就可以派得上用場。當然，如果我們能和志同道合的人士一起進行某種儀式，心情或許會更好，但有時候因為某些理由，我們並沒有機會這麼做。

你可以在網路上找到現成的家庭祭壇，有的形式很別緻，有的走傳統路線，但其實你不必花一毛錢就可以創造出屬於自己的祭壇。事實上，所謂「家庭祭壇」就是你在家裡區隔出來，並刻意加以布置的一個小地方。在這一處所，我們比較容易和那些深沉、恆久、富有意義且能夠喚醒我們內心神性的事物連結。

我們可以把家中的一個小空間（例如一座架子，或書桌、餐桌的一角）變成祭壇。

盡可能把祭壇布置得賞心悅目，讓你各種感官都能得到滿足。比方說，你可以在祭壇上比較醒目的角落放置一張照片（照片的內容可以是某個人或者某件你覺得足以啟發你靈性的事物，例如某種特殊的自然風光，你的朋友、家人，或你視為靈性導師的某位人士），再加上一件看起來賞心悅目的事物，例如一束鮮花、一尊小雕像、一幅畫像或一根蠟燭等等。此外，你不妨找一個合適的線香座，再買一些自己喜歡的線香。這樣你就可以舉行正式的焚香儀式，同時家裡也會有好聞的香氣。

我喜歡在我的祭壇上放一個小小的、附有缽棒的金屬頌缽。我在靜坐開始和結束時都會敲幾下。當然，你也可以用手搖鈴或水晶缽取代。如果你的祭壇所在之處有時會涼意襲人，你可以在附近放一條舒服的披巾或溫暖的圍巾，你在那裡靜坐、沉思或閱讀靈性書籍時就可以用來保暖。

有些人喜歡在祭壇上放水果，例如橘子或新鮮的草莓等當作供品，或增添一些色彩。靜坐之後，我們可以把這些水果吃掉，以刺激我們的味覺。我覺得這是一個很好的點子，因為在靜坐了一陣子之後，我們的感官通常會變得比較敏銳。

無論何時，只要你有需要，就可以坐在你的祭壇前面祈禱、靜坐、寫日記、閱讀或純粹發呆。

一座小型的家庭祭壇可以提醒我們：無論我們置身何處，聖殿永遠存在於內心。**無論在何時，無論在何處，我們都能夠和我們的靈性連結，讓自己充飽電**。把一個平凡無奇的空間變成一處特殊的場所，是我們在家中彰顯神聖的一種方式。

更何況你將因此擁有一個很特別的、專屬於你的角落。

21 做自己的光／放慢腳步，向內觀看

佛陀的弟子們眼見他即將去世，都很傷心，也擔憂佛陀寂滅後，他們將無法得道或開悟。他們告訴佛陀，他是他們的光；由於他即將離世，黑暗將會降臨。但佛陀臨終時囑咐弟子：「你們要做自己的光。」（Be a light unto yourself.）

在西方禪修中心的靜思室裡，經常可以看到佛陀所說的這段話。我們也可以將它解釋為「用光照亮你的自性」。

要解答我們最深層的靈性困惑，不能向自身之外尋求。沒有人可以讓我們看到自己真正的本性。師父的教誨就像是指著月亮的手指，雖然可以指引我們，但並不是我們想到達的地方。手指不是月亮，注視著一根指著月亮的手指，並不能讓我們到達月亮。

禪宗認為我們人類是相連相依的，同屬於一個整體，缺一不可。就這個意義而言，我們其實並未與萬物分離。我們的心中映照著萬物，而我們也存在於萬物之中。**要解答我們心中長存的靈性疑問，唯一的方法便是將我們的心思從向外的手指轉向內心**。我們必須放慢腳步，檢視自己的內心。

花點時間，點一盞燈，照亮你心靈的各個角落。屆時光明將會驅散所有的黑暗與陰影。

- 當你騰出一段時間，設法放慢腳步並和自己連結時，將會有奇妙的事情發生。問問你自己：你這一陣子的情況究竟如何？然後面對事實，並設法超越。
- 靜靜的坐著，花一點時間用光照向你的內心，看看裡面的光景。
- 在這個靜謐的空間裡聆聽自己的心聲，看看你此刻需要為自己做什麼，以便讓你覺得比較好過。對我們這些癌症病患而言，第一步通常是改變自己的想法或態度。
- 提醒你自己在生命中所擁有的資源。
- 細數你種種美妙而正向的特質。
- 回想你最近或之前曾幫助或造福的人。這類善行確實能造成一些影響，而且會像漣漪一般逐漸擴散到整個世界。讓你自己真正去感受這個道理。

在用光照亮你自己的想法和行為之後，請你繼續用光照著那些需要你原諒的地方。藉著寬恕，讓你的心更加自由開闊。

- 深深的吸氣，放鬆你的身體與頭腦。
- 呼氣時，試著放下你的緊張與壓力，並原諒那些對不起你的人。
- 然後，隨著每一次呼吸，慢慢的越來越放鬆。這個過程可能要花上一段時間，因此請給自己必要的時間與空間。你會發現這樣做是很值得的。
- 隨著每一次呼吸，繼續卸下你的怒氣或緊繃的情緒。
- 當你覺得該結束時，想一想那些值得你感謝的各種小事（或某一件大事），以感恩之心作結。
- 讓感恩之情洋溢，充滿全身。
- 以這樣的心情結束。

讓你自己經常發出明亮的光芒。不要讓你心中的任何角落處於黑暗之中。

22 隻手之聲／聆聽式的靜坐

聽！
此刻，什麼都不要做，注意聆聽你周遭的聲音。
你聽見了什麼？

如果我們要真正的聆聽，就必須放慢腳步。在你得到癌症後，放慢腳步是一件好事。即便你沒有癌症，也是如此。在禪修中，我們學習放慢腳步，直到我們不僅聽到聲音，還看到、嚐到、嗅到並觸摸到這些聲音。靜坐讓我們得以體驗自我，就像體驗聲音一般。

你或許聽過這樁禪宗公案：「何謂隻手之聲？」單手擊掌的聲音是無法以言語文字形容的。那是一種經驗。我們唯有慢下來，並且用所有的感官來聆聽，才能夠以這樣的方式來體驗聲音。可是我們很少把腳步放得夠慢，慢得讓我們能全心全意的聆聽，把所有的注意力都放在周遭的聲音上。即便在播放音樂的時候，我們也很少放下手邊的事情，全神貫注的聆聽。

聲音和音樂可以產生超驗的效果，將我們帶到另外一個世界，使傷痛得到療癒。大家都知道**聲音具有安撫和治療的作用**，因此千百年來，道教法師和中醫師一直以聲音作為治療的工具。我們應該都有過這樣的經驗：在聽了一首很棒的歌曲之後，整個人頓時感覺充滿了活力。在靜坐時，我們可以聆聽周遭的天籟，也可以傾聽自己所選擇的音樂。

我在做長時間的化療時，都會聆聽一張引導觀想的CD，並且從化療一開始就播放。這種引導式的觀想可以幫助我放鬆，帶領我踏上一趟美妙的旅程，使我覺得自己強壯有力、身體健康、生氣蓬勃，就像度了一次迷你的假期。有時在做完化療後，我會繼續聆聽一些音樂，讓那種美好的感覺持續下去。**深度的聆聽是一種藝術，讓我們得以進入冥想般的境界，脫離自己的思緒，與我們聆聽的對象合而為一**。

- 請你試著每天或每週安排一個時段，播放一首能夠感動你或讓你遨遊另外一個時空的樂曲。
- 如果你有耳機，可以戴上。
- 坐著或躺下，閉上眼睛，讓音樂帶你展開一趟內心的旅程。

讓自己完全沉浸在樂聲中。

之後，你很可能會覺得自己的心情和精神都變得更好。

這個練習的關鍵在於你要找到適合自己的聲音或音樂。有些人喜歡聆聽引導觀想的CD，有些人則喜歡大自然的聲音、唱誦或某種特殊風格的音樂。請你找一些能夠撫慰你靈魂的聲音，開始聆聽。你將會發現有哪些音樂或引導式的冥想錄音可以減輕你內心的雜音，讓你變得比較平靜。

這便是「隻手之聲」。

23

心是一隻躁動的猴子

讓你的心靜下來

禪宗用「猴子心」來形容我們的頭腦從一個思緒跳到另外一個思緒，就像猴子在樹林間穿梭一般。

「猴子心」是一個很貼切的比喻，正足以形容我們整天絮絮叨叨、飄來盪去、轉個不停的頭腦。如果把自己在五分鐘之內所產生的念頭錄下來，就會發現：在這短短的一段時間內，我們所產生的念頭不僅多得驚人，而且雜亂無章。只要我們開始注意自己的心思，應該都有過這樣的經驗。

現代人整天都暴露在大量的資訊和各式各樣的刺激中。有許許多多的事物——電腦、手機、電視、各種奇巧的器具和玩意兒——讓我們分心，造就了我們的「猴子心」。不過，這種情況並不是科技時代才有，因為「猴子心」一詞源自古代的中國。當時的人甚至連電力都沒有。事實上，人際關係以及家庭、金錢和工作上的問題都會讓我們分心。其中每一項都足以讓我們的頭腦轉個不停，加起來當然影響更大。

我們的大腦和神經系統需要定期休息和重新啟動。到了一定的時間，我們都需要放慢腳步，安靜下來。一池水被攪動之後，會變得混濁。但是當它再度靜止時，那些泥沙都會沉澱到底部，池水也會變得清澈。**禪修便是要我們讓心安靜下來，直到它變得像水一樣清澈或像白綢畫布似的一片空白。**

這樣的境界當然是可以達到的，只不過很難。所以我們才說禪是要「修」的。我們剛開始學習靜坐時，師父都會要我們在心裡從一數到十。這個方法可以強迫我們把心思集中在一件很簡單的任務上。這種專注的狀態可以讓我們那喋喋不休的頭腦相當程度的慢下來。在以下的練習中，你在吸氣（胸部擴張）、呼氣（胸部收縮）時都要數數。如果我們經常練習這個數數的方法，心思就會逐漸安靜下來，使我們的身心得以非常放鬆。

一開始時，你要試試看什麼樣的姿勢對你來說是最舒服的。我建議你用坐姿，因為如果躺下來很容易睡著。坐著的時候，背脊要挺直。如果你是坐在椅子上，可以靠著椅背，並將雙腳平放在地上。或者，你也可以坐在靜坐用的蒲團上，雙腳隨意交疊（只要你覺得舒服就行了），然後把雙手放在大腿上，掌心向上。

- 慢慢的、自在的深呼吸，無須用力。
- 盡量深深的吸氣，並在心裡從一數到四，直到你的肺部整個脹滿為止。
- 慢慢的、自然的吐氣，不要用力。試著把呼氣的時間拉長為兩倍，如果可以的話，盡量數到八。
- 每隔一段時間便檢查自己的狀況，並釋放體內緊張的情緒。
- 重複做，直到你不想做為止。

你越能專心一意的在每一次呼吸時數拍子，就越能釋放你緊繃的情緒，讓你更加放鬆。

驢奶／尋求靈性導師

24

為山禪師曾說：「獅子一滴奶，砸散六斛驢奶。」

換句話說，一點點深刻的真理就可以比得上許多次要的——甚至可能誤導人的——資訊。

那麼，明師在哪裡？我們如何才能找到真理？大多數時候，我們得先喝下許多驢奶，才能嚐到我們所要追尋的純淨滋味。在古代，為了尋訪明師，你得跋涉千萬里路。現在可就容易多了。你只要坐在電腦前或者拿起一本書就行了。到底該如何選擇一位良師？

- 首先，你要聽從自己的直覺。

- 想一想，在你所遇到的人之中，有哪一位能夠吸引你、挑戰你、激勵你？

- 如果你想不起來，就請朋友推薦一位。

- 在網路上你可以找到各地明師的影片或錄音。只要用你有興趣的關鍵字——例如「佛教與慈悲」、「禪與正念」或「有關愛自己的佛法講座」——稍微搜尋一下，你就可以找到你所想要的資料。

- 此外，許多書店都設有「靈性書籍」專區。你的住處附近說不定就有一家。你可能還沒去過，或者有一陣子沒去了。那麼，你正好可以藉此出門走走。到了書店後，你不妨花點時間瀏覽架上的圖書，看看是否有任何一本吸引了你的注意力。你甚至可以請店裡的工作人員為你推薦幾本，或者問他們現在有哪些書最受歡迎。

- 聽聽看不同的老師說些什麼，是否能引起你的共鳴。如果你喜歡其中某一位，不妨看看你家附近有沒有他本人或弟子所開的工作坊。當然，如果你能面對面的向他請益，那就再好不過了。

然而，你該如何分辨一位老師是否真的有一套，或者只是在給你們驢奶喝？你可以注意以下幾點：首先，不要輕易相信那些只喜歡談論自己的老師。如果他們是為了澄清某個論點或傳達某種訊息而和大家分享他們的經驗或感受，這倒無可厚非，但如果他們光是談論「我……我……我……」，那又是另外一回事了。我發現，如果某個人談話的內容盡是「我……我……我……」，這樣的談話通常都不深入，也沒有什麼可供人咀嚼回味的地方。

其次，對於那些收取高額費用的老師，我通常會抱持存疑的態度，尤其是在他們號稱能夠讓人「奇蹟療癒」的時候。一位老師如果志在療病助人，收費必然不會太高，也不會宣稱自己有多麼厲害，除非他真的能夠證明自己的本事（用說的並不算數）。除此之外，可能還有類似的事情會讓你覺得不太對勁。總而言之，你要相信自己的直覺。如果你覺得某個人所宣稱的效果似乎好得令人難以置信，通常情況就是如此。

有時，同樣的幾個字用不同的方式說出來，就可以改變我們的想法和感受。只要我們願意，任何人、任何事物都可以成為我們的老師。只要心境對了，時機對了，書上的某一句話或嬰兒的笑聲都可以讓我們悟出某個深刻的道理。

據說一流的禪師是藉著「傳心」的方式來教導弟子，也就是說他光是透過自身的風範就可以傳達出智慧、知識與開悟的境界。這樣的老師是很難能可貴的，而且除了禪學界之外，在其他圈子裡也可以找得到。比起所說的話，他們的行為舉止更能展現修為，而且言行一致。

請記住，**不要把「老師」一詞的定義看得太過狹隘。任何一種經驗、任何一個人都可以成為你的老師**。曾經有很長一段時間，我從日本的俳句詩人以及中國唐代的詩人受益良多。他們的詩作比起當今的任何一位導師都更能觸動我的心弦、滋養我的靈魂。但儘管如此，我仍然沒有放棄在現世追尋一位能和我相應的老師，最後我終於找到了。

你也可以開始追尋，以便找到屬於你的老師！你不需要喝驢奶，因為外頭有許多明師可以給你「獅子奶」呢。

25 朦朧的峰頂／開發你的覺知

有人問著名的末山禪師：「末山是什麼？」
她說：「看不見峰頂的山。」

末山禪師非常聰明。她的意思是：我們看不見自己的自性，甚至無法以言語形容。儘管如此，這倒是挺令人欣慰的一件事，因為我們如果把所有時間都用來追尋答案，可能就會錯失眼前的事物。有些問題注定是無解的。因此，就讓我們那喜歡探索問題的腦袋和緊張兮兮的神經偶爾休息一下吧。

你今天有沒有做深呼吸？有沒有注意自己的身體？是否聽到身體對你說了些什麼？你有沒

有聽到鳥叫聲？讓我們停下腳步，注意此時此刻正在發生的事吧。

現在，是你唯一能夠休息和療癒自己的時間。暫時不要理會你有哪些事情要辦。讓那些山峰的峰頂繼續朦朧一陣子。以靜止的時刻來平衡忙碌的時刻。

- 讓你的身體完全放鬆。
- 讓你的思緒緩慢下來，以便聽見直覺或身體所發出的訊息。
- 什麼事也不要做，專心聆聽周遭的聲音。
- 讓你的每一個部分都慢下來，放得很慢、很慢。

固定騰出一些時間來讓自己好好休息、放鬆，並且和你眼前的事物連結。如果你能和自己的內心連結，那當然更好。別擔心下一步要做什麼。你的神經系統一定會感謝你讓它安靜下來的。

當我們練習這樣的臨在或覺知，也就是「光是活著，什麼都不做」，只要幾分鐘，我們就會開始體驗到一種深度的放鬆。**靜止，是讓你進入更深自我的一種有效方式**。末山禪師大半生都清靜無為，因而成就了無比的清明與智慧。如果你想和你更深的自我與真正的需求連結，這是最好的一種方式。

當你能夠像一座山似的靜止不動時，請試著觀看自己的內心，什麼都不要做。當你的心靈與頭腦都如同山峰一般寂然不動時，你將發現你就是聖靈，是一個人身的佛。

投子禪師曾說：「你是最深奧的一個謎。」

他說得對極了。

26 坐上菩提座／擁有自己的力量

楊波禪師經常慈祥的對他的弟子們（包括我在內）喊道：「趕緊上座吧！」

他說的座位是什麼？那是原本就屬於你的座位，是覺悟者的座位，也叫「菩提座」。「菩提」意味著覺醒的心或開悟的狀態。

楊波禪師相信唯有你能賦予自己力量。他告誡我們：「這個座位不會白白給你！你必須自己坐上去。」

在面臨困境之際，或許就是我們應該採取行動的時刻。讓我們快馬加鞭，趕緊上座。而要坐上菩提座，唯一的辦法就是汲取我們自己與生俱來的力量。一旦我們真的坐上菩提座，我們的視野就會變得不一樣，能夠看見原本意想不到的風光。我們不會欺騙自己，也不會做不該做的事。

菩提座是什麼模樣？馬祖禪師說，「心安即菩提。」沒錯，菩提座是寧靜祥和的，但也是勇猛精進、智慧、慈悲的。勇猛精進、智慧與慈悲，是三項最好的特質。

「上座」是什麼意思？它的意思是**進入我們真實的本性，以新的眼光看待一切，沒有分別心，也不起煩惱。因為覺醒，我們得以超越自我的恐懼。我們的心變得更加開闊，能與宇宙合一，與萬物連結，並體認我們的本質**。

現在，你知道自己可以坐上菩提座了。問題在於：「你想不想？」記住，菩提座不會自個兒送上門來，你必須主動坐上去。只有你能決定要不要運用自己與生俱來的覺性。你願意敞開心胸，認識自己的本性嗎？現在就嘗試這樣的臨在吧。

- 先從內心開始。在這一刻，請你安靜下來，什麼都不要做，不用去想要做些什麼來裨益自己的身、心、靈。
- 勇猛精進的慈悲，是指不給自己找藉口不去做利己利人之事的那種慈悲。這樣的慈悲會驅使我們為自己的想法和行動負責，並承認我們是自己生命的主宰。坐在駕駛座上的不是別人，而是我們自己。是的，**我們在生命中所能掌控的事物或許很少，但至少我們能夠掌控自己的想法和行動，也唯有我們才有這種能力**。如果我們不去做，誰能來做呢？

勇猛精進的慈悲，會讓我們誠實的檢視自己需要做哪些事情，並去執行。不推托、不怠惰。唯有如此，我們才能得著智慧。我們每次設法排除困難，運用自己的能力來照顧自己時，就會增加一些智慧。

當你坐上菩提座之後，你內心與生俱來的力量與安寧就會自然而然的流露出來。

27 點亮別人的燈，照耀自己的路／服務他人

傳布禪的智慧，也稱為「傳燈」。

這裡所謂的「燈」，指的是禪的智慧與慈悲所發出的光。一盞燈火可以點亮無數盞燈火，但本身並不會因此而有任何減損。同樣的，當你點燃別人的燈火，你們兩人的道路都會因此而更加光明。

想知道如何擺脫沮喪，讓自己振作起來嗎？祕訣就是為別人做點事，即便在我們本身有所匱乏的時候也是如此。事實上，我們每一個人都有匱乏之處，只是方式不同！

幫助別人就是在造善業，這是眾所皆知的事。更何況，我們如果能把心思放在他人身上，就比較不會沉溺在自怨自艾之中，並因而融入周遭的世界。每個人都有某種才華或技能可以用來幫助朋友或素昧平生的人，比方說你可能有一手精湛的廚藝，或擅長栽種花草等等。

我不想出門的時候，往往會請人來家裡吃飯，或為一、兩個朋友舉行非正式的茶道儀式。有時，只要做一些小事就可以幫助別人，例如定期捐一點錢給某個慈善機構等。如果你有足夠的財力，也可以透過銀行或信用卡自動轉帳的方式每月固定捐出一筆錢。許多地方的公共廣播電台都接受這種方式的捐款。此外，你也可以在網路上找到許多很有創意的助人點子。沒有任何善行是微不足道的，只要我們能暫時把心思轉移到別人身上。

佛教有一種說法：真正的快樂並不是為自己著想，而是為他人著想。**我們如果能夠忘卻自己的不幸，把心思放在他人的需求上，就比較可以放下我執，不會覺得我們是世上唯一不幸的人。**如此一來，我們就不至於太過痛苦。事實上，大家都在同一條船上。全世界的人們都受著各式各樣的痛苦。

生而為人，受苦是免不了的。但**如果我們轉而關心他人，即便只是為他們做一些小事，就可以體會到我們與他人之間的連結，這是我們在自怨自艾時無法感受到的**。事實上，我們所得到的和我們所付出的一樣多，甚至更多，這是因為我們會因為自己所做的善事而開心，覺得自己有能力對這個世界有所貢獻，並體認到每一件微小的善行都可以造福世界。

罹患癌症之後，你很容易把生活重心放在生病這件事上。這有時是必要的，然而如果你能花點時間去為某個人、某隻動物、為我們的環境或某個理念做一些積極正面的事情，你一定會覺得比較好過。

你讓別人開心時，自己也會跟著開心。為了你自己，也為了別人，請你為這個世界帶來更多的光，請你為我們大家把路照亮。

28

騎牛找牛／認識你的本性

百丈禪師聽見一個弟子問他如何成佛時，便說：「你這是在騎牛找牛。」

這是什麼意思？

禪師們說話都有如謎語，其目的是激發思考，甚至超越思考的境界。百丈禪師這話的意思是：我們已經擁有我們一直在追尋的東西了，甚至還藉著這個東西來追尋呢。他所謂的「牛」，就是我們的本性，我們真正的本質。這是我們不可能會失去的東西。無論我們的生活遭逢何種危險或不幸，我們的本質永遠不會改變，永遠都在。

在罹患癌症之後，你或許會感覺自己失去了一些東西，例如你的活力、內心的安寧，甚至包括你的自我，而且你不知道該如何把這些東西找回來。

然而，百丈禪師知道我們可以從何處著手。事實上，你原本就已經圓滿具足了，沒有任何一種疾病可以損傷這種圓滿的狀態。你已經擁有你的自性了，無須向外尋求。更何況，就算你這麼做，也找不到你想要的東西。眼前你有更重要的事要做，不必浪費時間去追尋你永遠不可能失去的東西！但我們有可能失去洞察力或與深層自我的連結。**禪修的方法就是要我們觀看自己的內心，會發現自己的內心已經一切具足，也不會失去任何東西。**

許多年前，我的一個癌症病人阿利桓德羅在罹患癌症數年後，感覺生命已經沒有意義。當時我不知道我能為他做什麼，只好用《易經》來占卜，希望藉此得到一些指引或靈感，看看該怎麼幫助他。占卜的結果大致上是說我應該把重點放在過往。於是，後來有一天我去他家出診時，便照著做。當天我不像平常那樣幫他做治療，而是問他手邊是否有從前的相片。他說有，於是我便和他一起欣賞。那些照片都是他在二、三十歲時所留下的影像，涵蓋了他生命中的各個領域。看完後，他含著眼淚表示：「我這一生真的做過很多很特別的事情呢！」這時，他終於感覺自己的生命是有意義的，也終於想起他曾經做過這麼多有意義的事情。這是我認為自己做過最好的一次「治療」。

- 請你花點時間重新和自己連結。回顧你過往生命中的記憶和經驗，那些讓你成為今日的你的點點滴滴。
- 把家中的相簿找出來，看一看當年的你。
- 把你從前的創作（例如相片、圖畫、歌曲或文章）找出來，再看一次。請一個老朋友來你家，陪你回憶你們曾經共享的種種。
- 回想你曾經對周遭的人做了哪些貢獻，並想一想那些曾經受你影響的人。
- 當你完全和自己連結時，很容易就可以想起從前的事情。

生命的意義，就表現在我們利用這一生時間所做（以及沒做）的事情上。今天，請你騰出一段時間，重新和屬於你的各個部分連結。這些部分過去可能被你忽略了，但一直潛藏在你的內心。請你將它們展現出來，並記住：你已經圓滿具足。

當我們與自己失去連結時，就會忘記自己的圓滿，並開始不斷的向外追尋，不斷的騎牛找牛。為什麼要花時間尋找你已經擁有的東西呢？你只要認出自己的本性、回歸自己的本性就可以了。

29 無我無他／認識萬物的連結

一位人稱「老虎」的禪師曾說：「沒有一個眾生不是你。」

到了人生的某個階段，我們免不了都要受苦，只是有人遲有人早，而且每個人對苦難的反應不同罷了。然而，這是我們共同的命運。

身為中醫師，我的工作是幫助別人保持健康，因此當我自己成了癌症病患時，不免感覺格外的難堪與困惑。癌症不是應該發生在「別人」（那些沒有好好照顧自己的人）身上嗎？我從前一直都這麼想。所幸現實讓我清醒過來，不再有這種荒謬的想法。我們可以決定自己要如何回應生命的挑戰。試想，我們並不是第一個罹患癌症的人；我們並不孤單。事實上，癌症是一種很常見的疾病，每天都有人被診斷出來。

這樣想，會讓我們感覺好過一些。

罹患癌症並沒有什麼大不了；雖然很不幸，但也很真實。癌症就只是癌症，而我們成了其中一位癌友。禪修可以幫助我們體認我們在生命網絡中互相連結和依存的程度。當我們越來越認清人我之間的共同性時，就會對自己和他人更加慈悲。

萬物和眾生看起來似乎各不相同、各自獨立，但禪宗質疑這樣的觀點。從禪的角度來看，我們會將萬物視為不同的實體，純粹是因為我們受到了「我」這個意識的制約，認為這個「我」是特別的、與眾不同的，並因而產生了一個幻覺，以為我們和他人及世界是隔絕的。癌症使我從這樣的迷夢中驚醒，發現這個世界其實是浩瀚無邊、無所不包、沒有分別的。而我從前還以為自己已經到達這樣的境界呢！

由於受到了制約，我們感覺自己是獨立的個體，但事實上我們都是一個整體（整個宇宙）的一部分，與這個整體是分不開的，因為我們就是這個整體。禪宗認為：任何事物的存在都仰賴其他事物，並且與它們相互連結。這種現象過去被稱為「緣起合生」，而一行禪師稱之為「互即互入」。也就是說：如果沒有你的父母，沒有太陽、雨水和泥土，你就不可能存在。依此類推。

日本的道元禪師曾說：「一邊被照亮時，另外一邊就處於黑暗之中。」換句話說，有陰就有陽。你如果只看其中一面，就看不到另外一面。如果你只看到一面，就看不見全局。同樣的，有自我，就有佛性——一種心中沒有分別的狀態。但如果我們只看見自我，就看不見我們的佛性；**當我們與自己的佛性連結時，就能夠深入覺察我們和他人之間的連結**。

這些都是很棒的概念，值得我們加以思索並討論；但如果我們能有親身的體驗，就會產生更大的力量，改變我們的生命。我們若能時常練習靜坐，就會更容易認清我們真實的處境。就像學習任何一門藝術一樣，學習以不同的觀點來看待這個世界也需要時間。大多數城市至少都會有幾個佛教中心。他們會定期舉辦禪坐課程，你可以跟隨有經驗的老師學習靜坐的藝術。

此外，你也可以透過參公案的方式來體驗「互即互入」的「不二」本質。在對一樁公案做出回應時，我們必須捨棄一般的知性手段（例如邏輯和理性），才能汲取比人類自我本位的頭腦更深刻的知識。此外，在參公案時，也需要有經驗豐富的禪師給予強而有力的指引。這樣的禪師會考驗你的理解力，並將你推往你或許從未看到的方向。就像學習靜坐一樣，你只要稍微在網路上搜尋一下，應該就可以在你居住那一帶找到一些參公案的禪修團體。

罹患癌症之後，我徹底認清了一個事實：我和我的病患以及所有的人並沒有什麼不同。也因為如此，我在靜坐和參公案時便得以有更深刻的體會。如今的我已經完全明白「互即互入」的道理。當然，我仍不免會區分人我與彼此，但已經遠比罹癌前更能看清這些都是表相，也更能掌握深刻的真理。

我誠摯希望，以上這些小小的心得，能夠讓你願意開始透過靜坐或其他靈修方式探索更深刻的真理。如此，當我們有朝一日遇見彼此並互相擁抱時，我們會知道沒有誰是擁抱者，也沒有誰是被擁抱的人。唯一有的只是對生命的溫暖擁抱。

30 汝自家寶藏，一切具足／記得你是誰

慧海禪師曾經說過一句很有智慧的話：「汝自家寶藏，一切具足。」

當我的外表看起來實在不怎麼好看時，我便會想到慧海禪師這句溫暖的話。在某些日子裡，當我看到鏡子裡自己的容顏時，忍不住會想：「鏡子，鏡子，牆上的鏡子……裡面那個瞪著我看的傢伙到底是誰？」

幾乎每一種癌症療法（包括一些比較自然的療法在內）都有副作用。我曾經全身發紫，同時從頭頂到胸部下方和背脊中央都長滿了小小、白白的像粉刺一樣的東西，有成千上百粒之

多，而且過了好幾個月都沒消，讓我有充分的機會可以在各式各樣的場合展示這副性感模樣。至於頭髮，雖然大家都說做化療頭髮會掉光，但到目前為止，我還沒有變禿。不過，我已經先想好了一句話，以備不時之需：「光頭看起來才像出家人嘛！」歡迎你借用這句話。

最近這一陣子，我照鏡子的時候，幾乎都認不出自己來了。每當此時，我會提醒自己：**我真正的寶貝（我的本質）是在我的內心深處，不受任何化療副作用的影響。**

你也一樣。

你的這個部分——你最深層的本質——和你的外表無關。無論你的樣子多麼古怪，它都不會改變。你知道裡面的那個你是什麼樣的人。你還是同樣一本書，書中的生命故事仍然相同，只不過換了一個更有趣的封面。

當然，我們也可以做一些小事情，讓自己在公眾場合感覺比較自在。請你儘管這麼做，但一定要記住：我們所追求的事物都已經存在於我們的內心，捨此無他。在本質上，我們和周遭的萬事萬物是一體的。我們已然完整無缺，並且擁有讓我們可以渡過難關的一切。現在正是你和你的這個部分——你內在那個英俊、美麗的你，那個正在觀看、目睹著外界一切發生的你——連結的時候。下面方法可以幫助你做一次誠實的檢視，看看你那個真正的自己需要什麼才能感受到自己的珍貴。你將會發現無論那是什麼，它向來都觸手可及，以後也將永遠如此。

這個練習在坐著的時候最容易進行。你最好坐在餐桌或書桌旁邊，以便慢慢享受這段時光。

你需要一面鏡子。最好是能放在桌上的那一種。如果沒有，手持的鏡子也行。如果兩種都沒有，就用你拿得到的任何一面鏡子。

拿一把椅子放在鏡子前面，讓你可以看到自己的整張臉和整個頭部。如果可能的話，你的臉和頭應該占掉鏡面的大部分。

首先，你要對著鏡子，好好的、仔細的看著自己的容貌。試著不要加以評論，但如果你內心產生了一些評價或感受，就任由它們自然出現，不要依隨。

繼續全神貫注的看著你的外表，並讓你心中所出現的感受或評價自由生滅，直到你不想再做為止。無論你產生了什麼樣的情緒，請接受它們，讓它們通過你的身體。

（這本身就是一個很好的練習。）

當你覺得自己已經準備好時，請專心的看著你的眼睛。眼睛是一個人的靈魂之窗。根據中醫的說法，眼睛會反映你的「神」。請看著你自己的眼睛，並觀想你和那個負責觀看的你——那個使你全身功能得以運作的你——連結的情景。

現在，請問問你自己：「是誰在觀看？」沒有這個「誰」，你的眼睛就看不見。無論你的軀殼發生了什麼變化，那個正在觀看的你永遠在你的身體裡面。而這個你必定不是你的身體。請試著回答這個問題：「是誰在觀看？」

以愛、尊敬與感激和那個你連結。無論你的外表如何，那個不變的「你」就是你的本質。讓你的情感——你對這個「你」的愛、尊敬與感激——充滿全身。慢慢的感受和體驗這些從內心湧出的情感。

真正寶貴的是這個在觀看的「你」。那是推動你身體與心靈的一股奇妙的生命能量。它可以幫助你渡過所有的困境與難關。當你確認了這個部分的「你」（那個不是你的身體的「你」），你將會充滿感恩。而這對你的身心都有幫助。

真正寶貴的是那觀看者，而非被觀看的對象。

31 禪師妙藥／珍惜尋常的事物

一個和尚問香林禪師：「禪師的妙藥是什麼？」
香林禪師答：「不過是尋常味道。」
和尚又問：「吃了藥的人怎麼樣了呢？」
香林禪師答：「自己吃吃看就知道了。」

這段短短的對話看起來似乎與藥物有關，但其實充分說明了禪宗的精神。禪師想告訴和尚什麼道理呢？和尚所追尋的是某一種特別的東西，一種可能只有香林禪師才能給予的東西。但禪師表明他的「妙藥」一點都不特別。特別的是那些平凡而普通的事物，而禪師所能給予的正是這些平凡普通的東西。

後來，和尚又問了另外一個問題。令人驚訝的是禪師仍然像個老奶奶那般的有耐性。和尚問的是那些弟子吃了禪師的妙藥之後怎麼樣了。這是典型的「光說不練」，是禪修的大忌，就像你不學打高爾夫球卻整天談論該如何打球一般。我們如果想打好高爾夫球，應該怎麼做呢？說是一回事，做又是另外一回事。所以，別說了，試著做做看吧。

我們若是成天追尋特別的東西，就會忽視我們的生活中每天都發生的一些事情。我們經常會被那些更大、更好的新奇事物吸引，但那些發生在我們眼前的事情呢？平凡普通的事物也有它們特殊的地方，但我們必須用心注意，才會發現。

禪師要和尚停止空談，開始親自體會禪師所教導的道理。你要如何才能體會這些道理？要專心注意日常事務，聽起來或許很容易，但由於我們大多數時間都處於「自動駕駛」模式，對眼前所發生的事渾然不覺，因此通常要費一番工夫才能做到。要做到這點，最好從此時此刻就開始。**練習正念，並必不需要什麼特殊的時機。當你能把正念帶進日常瑣事時，你會發現：即便像刷牙這等小事也可以成為你的妙藥**。何以如此？因為只要你修習正念，你就可以更深刻的體會到我們的日常生活有多麼殊勝。

有一個令人愉快的方法可以幫助你開始練習正念，那便是「正念飲食」。以下很棒的練習可以幫助你走上正念的道路。你可以把它當成初階的禪修。

選擇你特別喜愛的一種水果。如果你可以在賣場裡買到有機的水果，就用有機水果。把這個水果放在盤子裡，擺在餐桌上（如果你不是很喜歡吃水果，為了做這個練習，請你找一種你還可以接受的水果。練習過後，你的想法可能就會改變了！）並且在盤子旁邊放一把刀子。現在，請你坐下來。桌上除了盤子和刀子之外，不要有任何東西，以免讓你分心。接下來，請你盡可能放慢速度進行以下幾個步驟，看看你是否可以享受每一個步驟所帶來的經驗。

- 首先，你什麼都不要做，只要看著那水果。在這個過程中，你要把腦袋放空，摒除雜念，專心一意的看著那水果。
- 觀察並注意它的顏色。
- 觀察它的質地。
- 它是硬的？還是有些彈性？
- 摸摸它，感覺它的溫度，它是溫熱的、沁涼的、還是介於兩者中間？
- 把你的心思完全放在這個水果上。當你的心思跑到別的地方時，要立刻將它帶回眼前的水果上。
- 現在，聞一聞那水果。它有香氣嗎？如果沒有，你可以用手邊的刀子將它切開，看它會不會釋放出香氣。如果切開來之後，有香氣釋放了，請你聞聞那是什麼樣的氣味。是甜的還是酸的？會讓你分泌唾液嗎？

- 現在，請你閉上眼睛，咬一口，或把一片水果放進嘴裡。盡可能慢慢的嚼，注意並享受咀嚼時它所散發的風味。在進行這個步驟時，動作務必要非常緩慢，以便充分、完整的體驗它的風味。
- 以上述的方式把整個水果吃掉。注意觀察你吃的時候，它的味道是變得越來越濃還是越來越淡。那滋味是否仍停留在你的口腔中？如果是，過了一會兒之後是否有變化？
- 最後，請你仍舊閉著眼睛，注意你吃了那水果之後身體有什麼感覺。或許你這樣就滿足了，或許它讓你覺得更餓。現在的你是否比剛開始的時候更有能量？是否覺得比較平靜，還是兩者都有？

想想看，在你的日常生活中還有沒有其他事可以讓你像這樣全然的專注。想一想你需要做什麼事，然後便帶著正念去做。你的睡眠充足嗎？請你試著每天帶著正念早早上床。到了晚上九點或九點半的時候，你就可以開始洗澡或準備上床。想想看你每天晚上有哪些例行的事情要做，然後就全心全意的去做。

你吃得夠營養嗎？想想看有哪些食物是你沒吃過的，還有，你是否在該吃飯時卻還沒吃？請你在採買食材前先準備一份清單。煮飯的時候就專心煮飯，吃的時候就專心的吃。

你有在做運動嗎？稍微花點時間想一想你在一天當中有哪一個時段可以帶著正念做點運動，然後就開始去做。運動的時候，你要把意念放在你的呼吸和身體上。無論你選擇走路、練氣功、打太極拳或做別的運動，都要注意自己在運動後身體的感覺。在運動時，則要注意自己的呼吸。

這些平凡而普通的活動，對我們的身心健康有正面的影響，而且有可能使我們產生改變。我們沒有理由，光是坐在那兒，等待某些特別的事情發生在我們身上。**當我們帶著感恩的心去面對每一件事、每一天時，就會發現平凡的事物也有其殊勝之處。**

32 日面佛，月面佛

珍惜你的時間

馬祖禪師生病時，一個和尚前來探視。和尚問禪師身體如何，他答道：「日面佛，月面佛。」

我敢打賭和尚根本不知道馬祖禪師到底在說什麼。事實上，也很少人了解他的意思。馬祖禪師是禪學界的搖滾巨星。

老禪師熟讀佛經。有一部佛經曾經提到日面佛與月面佛。日面佛活了一千八百年，月面佛只活了一天一夜。對一位已經悟道的禪師而言，**時間是不存在的，唯一存在的只是永恆的當下**。就意義或價值而言，一天一夜和一千八百年並沒有差別。

馬祖禪師用這句話來指點那位和尚：從一個開悟者的眼光來看，健康或生病、開心或難過、長壽或早逝，全都是相對的狀態，而且生生滅滅，短暫無常。禪師對自己還能活多久這件事並不感興趣，他只想清醒的活在當下。也因為如此，他能夠面對任何即將發生在他身上的事情。

你有沒有想過「殺時間」的意思？浪費時間是一回事，但把時間「殺掉」呢？這簡直……如果我們從時間的角度來思考，時間乃是我們最寶貴的資產之一。禪的宗旨就是要我們善用時間做有意義的事，而不是將它殺掉。

當癌症降臨在我們身上時，時間——哪怕是再微小的片刻——的價值就被放大了；同時很快的，我們就會對生命有超越以往的體悟。當我們對生命的觀點變得更加開闊，明白生命的意義超乎我們在某一個日子的感受時，我們自然會開始善用我們在人世的時間，無論它是一天一夜或者一千八百年。我想馬祖禪師一定會贊同這樣的態度。

如果你能每天撥出一點時間（或至少每個星期一次）把心思完全放在自己身上，照顧自己的需求，一定會對你有很大的好處。事實上，這也是你必須要做的一件事。如果你在罹癌之前從來不曾如此，現在就更有理由這麼做了。下面練習的目的是要幫助你更加珍惜自己所擁有的時間，並且善加利用。

- 想想看，固定騰出一些時間照顧自己會有什麼好處。
- 想一想你在一天或一星期中可以撥出哪些時間（半小時或一小時都行），全心照顧自己，讓自己恢復活力。要找到「額外」的時間，有一個很簡單的方法，那就是利用我們用來看電視或上網的一部分時間。

- 開始在每天或每個星期中固定撥出一個時段，作為「個人甦活時光」。把這個時間記在日曆上或寫在紙上提醒自己。你要把這件事當成照顧自己、尊重自己的一個舉動。
- 選擇本書中的某個練習（或者讓你感興趣而且可以幫助你恢復活力的任何一種練習），在這個時段進行。
- 你也可以利用這段珍貴的時光，閱讀某些能夠提升靈性的讀物，或慢吞吞的洗一個令你放鬆的泡泡澡。你也可以利用這段時間靜坐、運動、從事藝術創作、到風景很美的地方走一走，或從事其他任何一種能夠讓心沉澱、有助你恢復活力的活動。
- 把你想做的活動寫下來，列成一份清單，堅持每天或每週進行。這是你愛自己、尊重自己的表現。

你可以隨時在這份清單上添加其他的活動，或改變你所設定的時段，但請你務必要把這段時間，用來從事那些最能讓你感到喜悅、平安、對你最有療癒效果的事情。當我們必須同時應付工作、家庭和癌症治療的挑戰時，即使只有一小段時間可以用來全心照顧自己，我們可能也會感覺像是永恆。這是我們讓自己從月面佛變成日面佛的時刻。

33 漂移的釣線

在水邊靜坐

「船子和尚」是昔日在上海吳江擺渡的僧人。他曾經坦率的表示，他喜歡自由自在的徜徉於山水之間，不願放棄這樣的生活，因此不可能當一個好住持。他說過一些很有智慧的話，並以此而著稱，例如：「棹撥清波，金鱗罕遇。」（如果你只在清波之間行船，就很難找到金鱗魚。）「水清魚現不吞鉤。」（清水裡的魚兒不會吞食釣餌。）等等。

船子和尚教我們要讓自己的心像釣線一般，在水面上悠然浮沉，自在漂移，活在當下，靜觀萬象。水給我們清涼、滋潤、安穩的感覺，也能讓我們平靜下來（在沒有大浪的時候）。我們甚至可以使用清涼、寧靜的水來練習覺察。

以下練習可以在水邊進行。如果你家附近沒有河流、湖泊或其他集水處，也可以利用下雨的時候進行。這個練習是**利用大自然來撫慰我們的感官，讓我們心情平靜、身體放鬆，也是練習正念的一個好方法**。當外面下著雨，讓人懶得出門時，我們也可以趁機做這個練習，把下雨的時光做建設性的運用。

- 在臨水的地方找一處乾爽的區域、一道乾燥的門廊，或打開一扇可以看到雨景的窗戶。
- 採取一個舒服的坐姿，並且把注意力放在呼吸上。
- 體會吸氣時，空氣進入並充滿腹部，呼氣時空氣經過鼻腔的感覺，並且讓你的全身慢慢放鬆。
- 繼續呼氣並吸氣，注意你的身體如何隨著每一次的呼吸移動。
- 當你開始感到放鬆時，將你的視線移到水上面。
- 一邊呼吸並放鬆身體，一邊注意水的波紋、倒影、聲音、顏色乃至氣味。
- 讓你的意識沉浸在水給你的各種感受中，但要繼續注意自己的呼吸。
- 任由你的自我意識逐漸消融，並讓你的心與那流動的水合一，隨著它漂移。
- 停留在這種平靜的靜坐狀態。時間長短視你的意願而定。

一個新來的和尚對玄沙禪師說道：「師父，請指點我通往開悟境界的入口。」

玄沙禪師問：「你聽見偃溪的水聲了嗎？」

和尚說：「聽見了。」

禪師答道：「就從這裡進去吧。」

煮點茶／舉行正念儀式

34

一個和尚問翠岩禪師：「什麼是您最深刻的教導？」
禪師喚侍者說：「來煮點茶吧！」

茶道在中國和日本向來是很受推崇的藝術，被視為修習正念的一種方式，甚至可以讓人開悟。中國和日本的茶道儀式，目的是讓喜愛喝茶的人士能夠體會茶的各個面向——顏色、香氣、滋味——以及喝茶的感受。你必須放慢腳步，刻意脫離忙碌的生活軌道，才能真正體會茶的妙處。這是你練習正念的時機。

我們不必穿上特製的和服，也可以舉行屬於自己的茶道儀式。如果自家宅院裡就有亭台樓閣以及錦鯉池塘當然很好，所幸這並不是必要的。**藉著舉行個人的茶道儀式，我們可以暫時脫離繁忙的生活，帶著正念在過去和未來之間稍作停歇**，在塵世的紛擾中喘一口氣。夾山禪師是第一位將茶道與禪加以結合的禪宗大師。他說過四字的名偈：「茶禪一味。」

沏茶是練習靜心正念的絕佳時機。如果我們能夠把心靜下來，專注的把茶葉或茶包放進茶杯或茶壺裡，注入熱水，看著潤濕的茶葉慢慢舒展，嗅聞剛泡好的茶水香氣，感覺手中茶杯的溫度，並品嚐茶湯的滋味，我們的神經系統自然能夠放鬆並重新充電。

沏茶時，可以用精緻的瓷壺，也可以用破舊的馬克杯，這並不是很重要，但如果能有一只賞心悅目的茶壺、茶杯和茶漏，或許會讓我們的茶道經驗更加美好。如果沏茶器具很吸引人、讓人用起來很滿意，我們就會更加樂於使用，也比較會想要經常舉行這樣的儀式。如果你覺得茶道儀式可以有效的幫助你修習正念，我建議你買一只可以彰顯你個人風格的茶杯和茶壺。這是你每天照顧自己身心的一種投資。

如果你喜歡用茶包，不妨找一只讓你很有感覺的茶杯或馬克杯。如果你喜歡泡茶葉，就去買一整套茶具，包括茶杯、杯蓋和茶漏。杯子的顏色要讓你有心曠神怡的感覺，能夠讓你放鬆，形狀也要美觀，並且適合你手掌的大小。

你只要每天花一點時間練習正念，就可以創造屬於你的茶道儀式：

- 首先，煮一壺水。在等待水沸騰的時候，把茶杯和茶葉或茶包拿來。等到水快要滾沸時，就把火關掉。（絕對不要用沸騰的水來泡綠茶，因為水溫太高，會燙傷茶葉，減損茶的風味。）
- 如果你從未泡過散茶，我強烈建議你試試看。散茶的品質必然勝過茶包裡的茶葉，風味也遠比後者更加美妙複雜。好茶就像好酒一樣。如果你泡的是好茶，就可以品嚐到茶各種不同層次的風味，例如果香、花香、乳香和甜香等。
- 如果你用的是散茶，可以把茶葉放入濾紙做的茶袋裡。
- 在把熱水倒進茶包或茶葉之前，先閉上眼睛，做幾次深呼吸，把所有憂慮、煩惱或計畫都擱在一旁。讓你自己進入當下。這是你可以體驗茶的香氣和滋味的唯一時刻。如果你心不在焉，將會錯過完整的「茶禪一味」體驗。
- 把熱水倒進茶葉或茶包。如果你用的是茶包，過了大約一分鐘之後（請遵照外盒的說明）就要拿出來。如果是散茶，則可以泡個幾分鐘。
- 觀察杯子裡的水逐漸變成茶湯的過程。繼續保持輕鬆自在的呼吸。在整個儀式中，盡量讓你的腦袋放空。
- 當茶湯的顏色看起來很適中時，把杯子裡的茶包拿出來，聞聞茶水的香氣。看看你能不能找到任何字眼來描述聞到的氣味。

帶著正念啜飲茶水。每一口都要帶著覺知。

慢慢的喝，不要急著喝完。盡量感受每一口茶進入口腔以及喝下去之後那種溫溫熱熱的感覺。注意茶水的口感和香氣有何不同，或者今天的茶湯和昨天的茶湯有什麼差異。好好享受你的茶，享受每一個喝茶的時刻。

請你一定要找一個讓你感到舒服、能讓你放鬆的地方來享受泡茶、喝茶的樂趣。注意覺察五官的感受，創造一個令你平靜的「綠洲」。在每一個日子裡，在喝每一口茶時，都要試著讓自己維持在正念覺察的狀態。

35 慢烏龜／接納生命中發生的一切

一個和尚曾經抱怨：「我向師父提問的時候，以為他會像匹馬飛奔一樣，很快的給我答案，結果他卻像一隻烏龜慢慢的爬。」

讓我們想想看所謂「飛奔的馬」和「慢慢爬行的烏龜」是什麼意思。馬或許能夠更快速到達某個地方，但烏龜卻有時間可以慢慢琢磨是否正朝著牠想去的地方前進。兩者各有利弊。如果要比較兩者的優劣，那便是搞錯重點了。

人們唯有在抱持著評價、期待或判斷的心態時，才會寧要馬兒不要烏龜，或寧要烏龜不要馬兒。生命有時會給我們奔騰的馬兒，有時則給我們爬行的烏龜。大多數時候我們根本沒得選擇。我們很容易沉溺在自己的幸與不幸裡，無法以客觀的眼光來看待生命中的馬兒或烏龜。

當我們期待馬兒，卻得到烏龜時（例如我們原本預期自己的病情大有改善，但電腦斷層掃描的結果卻不盡理想），我們就必須根據現實的情況來調整自己的期望。然而，這不見得是一件壞事。如果沒有風，我們如何能夠學習像蘆葦一般迎風彎腰？

故事中的和尚帶著他的「分別心」來到師父跟前。他懷著特定的期待前來就教，但他的師父——一位偉大的禪師——並未滿足他的期望。因此和尚失望了。但他可以藉著這個機會放下他的期待，接納不在他預期之內的事情。當你能放下自己的執著時，你將會得到很大的自由。

在日常生活中，我們如果沒有覺察，很容易就會起分別心，並因此對我們生命中所發生的每一件事情做出評價和判別。我們並不是刻意要這麼做，純粹只是出於習性。當我們陷入這樣的情境時，就會在事情不如人意時加以抗拒，錯失生命提供給我們的許多機會。和尚最初並不覺得師父給了他想要的答案，但我們看得出來他已經得到他所需要的東西了，因為他被迫重新審視自己的觀點，接納當下的情況，等到他知道如何放下分別心之後，再回到他的師父那兒。

我們難免都會有一些不切實際的期望，例如想要提早結束某個療程，或想要逃到某座荒島上等等。事實上，無論我們想要或不想要，最後的結果很可能還是一樣（除非你真的擁有一座荒島）。但如果你太過執著，卻有可能因而抓狂，尤其在你無法改變事實的情況下。我們可以透過禪修，學習放下自己的期待，並接受事實：有些事情不得不做，那麼就開始做吧。

放下吧，別再試著把烏龜變成馬兒。**如實的迎接並悅納每一個經驗。只要你能接受自己無法改變的事物——無論是什麼樣的事物——你就可以體驗到隨之而來的自由。**

36

向內挖掘／覺察自己的內心

大祖禪師曾說：「與其向外弘揚達摩一丈，不如向自己內心挖掘一尺。」

「達摩」是梵語，意指佛陀的教法。閱讀並討論佛法固然有助修行，但我們如果不照管內心的花園，就不算真正在修行。大祖禪師認為我們應該把時間用來開發體驗自己內在本性的能力，不要在沒有實際體驗佛法精義的情況下弘揚佛法。換句話說，做你自己比做一隻學舌的鸚鵡更有意義、也更有用。

我們要體驗我們的自性，並發展依據自性思考和行動的能力，就必須照管自己內心的花園。如果你這一陣子一直急躁不安，很容易分心，並因此忘掉重要的事情，或者特別容易為了某些事情或某些人而心煩，你就應該好好觀看自己的內心，做一點挖掘的工作。

有時我們會用情緒來掩蓋試圖逃避的某種感覺！有些人寧可生氣，也不願意承認自己的悲傷或失望。有些人寧可哭泣，也不願意對抗一個對不起他的人。我們內心都有一些地方是無意識避免去覺察的，於是這些地方就一直處於陰影之下，處於黑暗的未知國度。我們越能夠與那喜悅、自由、無我、純淨的自性連結，這些陰影就會變得越淡。

因此，我們必須不時清除自己內在的野草，也必須定期檢視自己的內心，以便明瞭我們遇到逆境時的情緒與反應，可能是受到內心隱藏的哪些因素所影響。舉個例子，如果某件事情一再觸動你的情緒，讓你變得激動、情緒化或不理性，那可能是一個徵兆，顯示你有必要去注意自己的內在陰影。除非你願意好好看清自己的情緒背後到底隱藏了什麼東西，你將會一直發脾氣，但不明白究竟為什麼。

有許多情況可能會觸動我們的情緒。有時候連一句善意、無害的問候：「你最近過得怎樣？」都可能會讓我們抓狂。有時候，聽到這樣的問話，我真想抓住對方的肩膀大吼：「你說呢？你以為我會過得怎樣？」我們會為了這樣的小事抓狂，可能是因為我們已經厭倦一天到晚被問到同樣的問題，也有可能是因為我們累了，或者我們很怕面對自己真實的狀況。但事實上，當我們逃避自己對某些事情的感覺，並且將它推到內心的深處陰影時，只要接觸到任何會讓我們想起那些事情的東西，就可能會抓狂。

然而，**一旦你揭開隱藏在情緒背後的東西，你幾乎立刻就會覺得比較舒服。你所要做的只是花一點時間讓自己抽離當下的情境，誠實的觀看自己的反應，然後問自己為什麼會有這種反應。**只要不斷的練習，我們就可以在情緒被觸發之前，先解除炸藥上的引信，以免我們的朋友、家人或醫師受到波及。

- 當你感覺自己的情緒開始被觸動時，先停下來。
- 不要說話，也不要有任何動作。
- 做幾次規律的深呼吸，放掉你身體裡可能蓄積的緊張情緒。
- 不要理會那個觸發情緒的事物，把注意力轉移到你的內心。
- 觀察你內心的狀況，聆聽你的反應背後所隱藏的訊息：這究竟是怎麼回事？
- 試著用冷靜客觀的觀點來看待自己的感受和反應。記住我們可以讓感受像天空中的雲朵一樣來來去去。
- 在你採取任何行動（例如說話）之前，先做幾次深呼吸，想一想以上的觀點。必要時，多花一點時間陪伴你內心的恐懼或怒氣，讓它們出來重見天日。

我發現只要花幾秒鐘做一些深呼吸和內省，就足以改變我對當下情境的感受，不至於立刻做出反應。這類內省練習在情緒還沒被強烈觸發的時候比較容易做。或者，你也可以在沒有什麼事情讓你惱火的時候進行這樣的練習。這時，你可以想想從前曾經讓你激動、發火的某個狀況。你越常做這類練習，當你碰到真正讓你抓狂的情況時，你就會越有耐心。

當你用覺知觀照自己的內心時，你便讓自己有了一些時間與空間來改變自己。這將使你的情緒立刻改觀，至少你會明白自己為什麼為了某一件事情而心情不好。按照大祖禪師的說法，我們只有在安靜下來省視自己的內心之後，所說的話語才有意義。

向內挖掘，勝過向外丟擲爛泥巴！

37 有如箭矢／戶外行禪

據說一位禪師處於臨在的狀態並與周遭一切合而為一時，可以用牙齒接住朝她射過來的箭。

這個我相信。

當然，要達到這樣的境界需要花一番工夫練習，但我們可以試著讓自己在每個當下更加融入周遭的一切。比方說，我們幾乎每天都在行走，但通常都走得匆匆忙忙或漫不經心，滿腦子都是「我得去看醫師！得去學校接孩子！」之類的事情。但事實上我們也可以利用行走的時候放慢腳步，進入臨在的狀態，並觀察當下所發生的一切。

罹患癌症之後，我們會發現當我們還能夠出去散個步——即便只是在住家附近晃一晃——是多麼幸運的一件事。**我們可以把走路當成一個練習，藉此增進我們對環境的覺知，認識事物的本質**。它簡單易行，非常適合用來作為初階的正念練習。畢竟，你只有在當下才能體會自己所擁有的一切。

我們通常都會感覺時光飛逝，有如從弓上發出的箭矢。日出日落，黎明黃昏，不知不覺之間幾個星期和幾個月就過去了。季節不停更迭嬗遞，生命似乎飛快的消逝。但事實上，物理學家和禪宗人士一致認為世上沒有所謂的「線性時間」。我們能夠運用的只有無止境的「現在」。不幸的是我們未必能看清這一點，反而把大多數時間用來懷想過去或規劃未來。我們的痛苦，有很大一部分源自我們對「假設性未來」的憂慮與關注，但這個未來並不真實，只存在於我們的想像中。因此智者賢達都告誡我們：既然我們所能掌握的只有此時此刻，我們就必須用心當下。

所以，當天氣晴朗而你又還有力氣的時候，不妨把握時間去戶外走一走。這是你練習用心當下的絕佳時機，更何況運動對你的身體有益！**大多數人置身大自然的懷抱中時都會感覺煥然一新，不僅比較能夠放鬆，視覺、聽覺、觸覺和嗅覺等感官也都會受到愉悅的激發。在大自然中，我們比較容易感受到自己和周遭萬物的連結，感覺自己是天地的一部分，也比較能夠拋開我們的頭腦和慣性思維，擁有更開闊的視野。**

- 去一個風景優美、適合散步的地方。
- 出發時，放下所有批判的想法和分別心。
- 什麼事也不要做。
- 不要帶手機，也不要帶iPod。
- 純粹做一個觀察者，接納一切，不要貼標籤。
- 把心思放在周遭的事物上，不要理會你心中產生的任何念頭。
- 注意四周的各種顏色。那些樹有沒有葉子？花兒是否盛開了？如果你走在城市裡，注意你經過了哪些人或商店。
- 感受周遭的氣味。停下腳步，聞一聞路邊的玫瑰。如果沒看到玫瑰，就找一朵花來聞一聞。舊金山到處都是茉莉花，它們的香氣整條街都聞得到。
- 聆聽四周的聲音。有沒有鳥在叫？是否有風沙沙沙的吹過樹梢？有沒有兒童在玩耍？
- 之後，你可以注意自己的腳。腳下的地踩起來是什麼感覺？你也可以走到草地、沙灘或泥土路上，去感受不同的質地。
- 每走一步，都要試著用心覺察自己在做什麼、有什麼感受，此刻聞到、聽到、看到了什麼。

如果你沒有力氣或不想走路，也可以找一個位於大自然懷抱中的地方，坐在長椅上做這個練習。這時你仍然可以運用所有的感官，讓自己更加融入周遭的一切。

當我們能夠放下自己的思慮，沉浸在周遭的環境中時，就會有很特別——甚至神奇——的事情發生。我們會成為走路這個動作的一部分，而不是它的主體。如果你經常這樣走路，季節的腳步就會變慢，使你得以充分欣賞每一個獨特的時刻。時光將不再如箭矢般飛逝。

PART

III

駕馭你的心

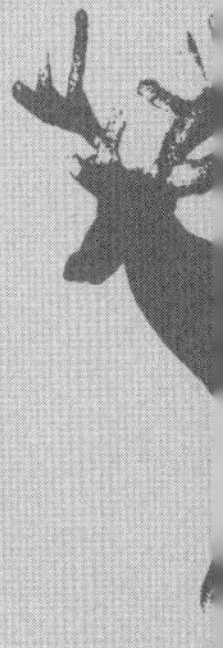

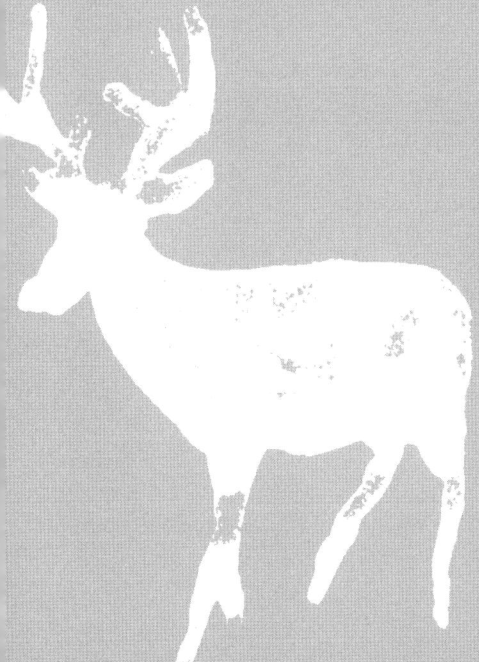

38 值得！／念誦正向的真言

有一次，道悟禪師被問到某人是否已通曉禪法時，放聲大喊：「值得！值得！」

這是一位禪師授予弟子的一句正向真言。所謂「真言」乃是一句神聖的話，供人反覆念誦以進入某種意識狀態，並幫助人們在靜坐時集中心神。許多人經常不自覺的對自己反覆念誦所謂的「負面真言」，例如「我不夠好」或「我絕不可能辦得到」等等，而且這類的負面句子可說是五花八門、不一而足！

我們的想法雖然經常變來變去，但不幸的是我們往往還是會加以採信。於是，我們越常對自己念誦負面的句子，就越容易根據它的內容來看待自己。因此，**正向的真言是非常有用的。它可以讓我們以自覺的、健康的思考模式來取代不自覺的、悲觀的思考習慣**。

更重要的是：我們要讓正向的真言從內心自然湧現。我們要用內在的禪師來提醒自己：我們確實是值得的。從內心深處湧現的正向真言確實具有很大的力量。

當身處逆境或事情進展不如我們預期的順利時，很容易產生悲觀的想法，但這對我們並沒有什麼好處。我發現當我在接受治療（例如打點滴或做針灸）時，念誦正向的真言對我特別有幫助。我可能會在接受治療的過程中不斷的想：「我的身體健康、強壯、充滿活力。」、「這種療法正在治癒我的每一個細胞。」在練完氣功後，我也會花一點時間不斷的想：「我正隨著每一次呼吸逐漸痊癒，越來越健康。」

- 要找到一句對你有效的真言，祕訣就是要養成正面思考、自我支持的習慣，接著這樣的真言就會自然而然浮現。
- 用這句真言來取代和對抗負面或悲觀的思想。
- 念誦這樣的真言是對自己仁慈的舉動，因為你給自己一個積極正向的字詞或短句來提振自己的心情。
- 在你感到懷疑、不確定時，設法找到一句你可以念誦的真言，而且最好是一句可以讓你感到安心的真言。確定這句真言是正向的肯定語句，可以讓你心情變好。

試著使用一些積極的字詞讓你的真言變得更有力量，例如你可以說「我正在這麼做」，而不是「我可以這麼做」。

以下是我曾經用過的一些真言：

「我是值得的。」

「我已經圓滿具足。」

「感謝你讓我從此徹底痊癒。」

「我的能量很強，我的心很平安。」

「我正順利的渡過這個難關。」

「感謝你，我的身體仍有許多部分是強壯、健康、充滿活力的。」

你可以默默的在腦海中覆誦這樣的真言，也可以唸出聲音來。你要讓你的心思體現真言中的精神。念誦這些真言，是你正面看待自己、尊重自己的時刻。你越常念誦，這些真言的意義就越能深植你的心識。唯獨你有力量讓真言實現。

你確確實實是值得的！

39 落花不返枝／安住當下

看見落花返枝頭，
原來是蝴蝶。

——荒木田守武

花兒落下後，並不會去想要如何才能回到枝椏上，也不會納悶為何沒有落在另外一個地方，更不會為了自己掉落的姿態不夠優雅而自責。花兒不像我們。它們比我們幸運，不會缺少自信，也不會自我懷疑。

罹患癌症後，我們很容易懷疑自己所做的決定到底對不對：我當初應該選擇A治療方法還是B治療方法？另外一位醫師是不是比較適合我？我是不是應該繼續工作？我應不應該花兩千美元去購買那神奇的蝴蝶舌仙丹，好讓自己的頭髮更快長回來？

我們在決定自己要做哪些治療時，很少是百分之百精準的；即便是從後見之明來看，也是如此。每一個決定都有無數個因素要考量，有些已知，有些未知，有些或許永遠無從得知。但**我們只是凡人，只能就當下知道的資訊做出最好的決定。就像落花一旦離開了枝椏，就回不去了。我們必須放手，看看風會把我們帶到哪兒去。**

禪僧詩人羅伯特・伯恩斯（Robert Burns）曾寫道：「最完善的計畫也經常出錯。」無論癌症病患或癌症醫師都是如此。無論我們規劃得再縝密、再仔細，命運之神自有打算。這種想法或許令人害怕，但偶爾卻會讓我們有意外的收穫以及「學習的機會」。

- 當事情不如人意或出了差錯時，一味的怨嘆「早應該……」或「早知道……」是無濟於事的。
- 放下這些想法。讓它們去吧。它們並不真實，只是幻相罷了。
- 我們不需要懊悔過去。
- **我們只擁有當下。所以，「現在該怎麼做呢？」**

我們無法讓落花回到枝椏，也無法讓時光倒流。但我們能夠睜開眼睛，做一、兩次深呼吸，想一想下一步該怎麼走。

現在，該怎麼做呢？

40 平常心是道／寫幾首小詩

臨濟禪師認為所有日常事務都是我們學習佛法的機會。他說：「佛法無功用處，只是平常無事，屙屎送尿，著衣喫飯，困來即臥。」

許多禪師不僅能看出平凡事物的殊勝之處，也能夠利用日常事務追求靈性。我們要如何化平凡為不平凡呢？只要懷抱「平常心」就可以了。臨濟禪師就鼓勵我們**以詩意的眼光來看待日常生活**。

寫作俳句正是我們發揮創意及練習平常心的絕佳方式。在創作俳句時，我們不需要裝得多麼文青，更無須用到莎士比亞式的深奧詞藻或押韻的語句，只要觀察平凡事物和日常景象中的特殊之處（那些我們往往因為太過忙碌與漫不經心而沒有注意到的地方），並以三行文字將它們表達出來：第一行五個字、第二行七個字，最後一行則是五個字。但你不一定要遵守「五、七、五」的原則。這只是一個通則，目的是要讓你的俳句精簡扼要。

寫作俳句時不需要華麗、甜美的描述，只要簡簡單單的呈現出意象，使文句充滿美感與情感就可以了。寫作俳句有一個無形的好處：當我們努力構思，試圖以文句呈現大自然簡潔的美感時，我們自然會把心思聚焦於周遭的景物之上，暫時忘卻不時縈繞心頭的盼望、恐懼或疑慮。

雖然要寫作俳句並不一定非得離開家門不可，但我發現換個地方能夠大大激發我的創意與詩心。俳句通常與大自然有關，因此你可以在戶外找個能激發視覺感受的地方。俳句所描述的是日常生活中的平凡事物，並透過其呈現的方式引發讀者的憂傷、渴望或快樂等情感。

- 首先，找一個能讓你瀏覽四周風景的地方坐下來。如果你沒有辦法出門，就在家裡找一個讓你感到舒服、能夠看到屋外或室內景象（包括家人、室友或寵物）的地方。
- 做幾次均勻的深呼吸，讓你的心進入一種敞開而專注的狀態——雖然放鬆但卻臨在，同時對周遭的一切保持警覺。

什麼事也不要做，純粹觀察眼前的景色。

如果眼前有某個事物觸動你，讓你心裡產生某些感受時，就以這個事物作為主題。

比方說，你可能看到了一隻從未見過的鳥，或者看到一朵花在陽光下閃閃生輝，彷彿在對你訴說什麼，或者你聽到了風聲或鳥鳴，使你想起過往的情景。

這時，你要做的不是描述你的感受，而是用文字清晰的呈現你所觀察到的景象。舉個例子，如果你聽到的是雛鳥呼喚母鳥的聲音，你要設法描述那種叫聲，以意象來傳達當時的畫面，而不是描述那聲音給你的感受。

寫作俳句的目標，是讓讀者的腦海中浮現你所看到的情景，使他們體會到你的感受。我早期發表的俳句中，有一首是這樣的（選錄自《現代俳句》）：

冷冷的石椅
一隻蒼蠅和我
搓著我們的手

這首俳句就像我其他的俳句一樣，並未遵守「五、七、五」的規則。你也一樣可以不予理會。只要能以詩句來捕捉某個時刻的美感，無論你用什麼方式書寫都無妨。儘管做不同的嘗試和實驗，同時也可以隨時改寫或重讀你的詩句。讓你自己樂在其中，享受專心觀察你周遭環境的時光。

當然，你不需要等到想作詩的時候才開始注意平凡事物的不凡之處。只要帶著正念進行，即便是例行事務也會變得很特別。事實上，我們的日常工作究竟是平凡無奇還是非常特別，端看我們是否有「平常心」。平常心就是道！

41 去洗碗吧！／做點事改變你的心情

一個和尚請趙州禪師指點他修行。禪師對他說：「去洗碗吧。」

即便像洗碗這類再簡單不過的小事都可以讓我們悟到自性。這和我們的心態有關。

當我們心情安詳平靜時，連洗碗都會成為一件令人愉悅的差事（至少你會覺得輕鬆容易，而且時間也過得很快）。相反的，當我們心情沮喪時，連洗個碗都會覺得很費力。

在某些日子裡，我們會覺得自己很難用正面的態度看待人生。這樣的情況如果持續太久，可能就會陷入沮喪的狀態，而且這種狀態可能說來就來，毫無預警。

當我們處於這樣的狀態時，最好做什麼呢？禪宗的答案就像洗碗一樣簡單：做什麼都行。

做什麼都行？

對，做什麼都行！

起床；往前邁出一步；做一件你必須做的小事。澆花。寄信。如果你沒有足夠的力氣起床，就回電話給一個朋友、翻開一本書或練習深呼吸。總而言之，做什麼都行！

一旦一顆球已經開始滾動，要讓它持續滾動就比較容易一些。當我們處於沮喪消沉的狀態時，連要做事都很困難了，當然更不容易保持「正確」的態度或「正念」。但**只要我們動手做一點小事，就有可能脫離沮喪的狀態**。所以，請你邁開你的第一步——做點什麼事吧！這會使球再度開始滾動。**一旦上路了，要繼續走下去就會比較容易一些**。

你可以做什麼小事來讓自己不再沮喪呢？

去洗碗吧！

42 什麼時候挖鼻孔／笑是良藥

一個和尚問雲門禪師：「什麼是無所不包的清淨智慧？」

禪師吐了他一口唾沫。

和尚又問：「能否指點昔日禪師的教法？」

禪師答道：「過來！切斷你的腳，換掉你的腦袋，把你碗裡的湯匙和筷子拿走。再開始挖你的鼻孔！」

和尚說：「哪有這種教法？」

雲門禪師大吼：「你這個饒舌鬼！」並杖擊他。

禪宗最令人耳目一新的地方就是他們能夠接納幽默、欣賞幽默，並以幽默的方式來教導弟子。我們在開懷大笑的時候，比較不會把自己和寶貝的自我當一回事。此外，也可以用幽默的方式表達我們的洞見和體悟，或者像上述例子一樣，調侃提問者沒有洞見和體悟。

和尚向雲門禪師提出了幾個大哉問，想要一次得到所有的答案。對雲門禪師而言，這當然是一件很荒謬的事。他深知佛法的道理必須親身實證，無法言傳。和尚如果是個明白人，曾經稍稍經歷過自性的滋味，就會知道這些問題的答案必須透過自己的實證才能得到。

這和尚問得認真，但問錯了問題。雲門禪師當然不會迎合他，於是便以隨興而滑稽的方式來回答。和尚的問題越可笑，他的回答也越荒謬。這個小故事顯示：**當我們感覺一個頭兩個大或者不能太嚴肅的時候，幽默如何派得上用場**。

我的母親也一直在接受癌症治療。她告訴我有時醫院裡的人會對她說：「妳看起來氣色很好呢！」這時，她就會回答：「是啊，我猜我還挺適合得癌症的！」我也是這樣。我在做治療時，如果有人問我類似「你需要什麼嗎？」的問題，我會故意回答：「嗯，請給我一個雙層吉士堡、一份薯條和一杯奶昔！」這時對方往往面露微笑或哈哈大笑，而我也會跟著一起笑。你知道嗎？笑是會傳染的！在罹患癌症之後，擁有豐富的幽默感還挺好用的。是的，我們在罹患癌症之後，不但可以大笑或微笑，而且還應該盡可能多笑一笑。

為什麼要笑？因為研究顯示**笑可以降低我們的壓力荷爾蒙**，**增進免疫細胞的功能**。當你放聲大笑時，你身體的核心肌群就得到了鍛鍊，你的血流量和血液含氧量都會增加，疼痛的感覺則會減輕。此外，笑也可以提升你的靈敏度、創造力和記憶力。你信不信：就算你笑的時間不到一秒鐘，對你的健康也有幫助？真的是這樣，不騙你！

要讓自己大笑並不難。有一個祕訣就是繼續接觸那些在你罹癌之前就能讓你大笑的人或事物。比方說，我有一個可以和我一起開懷大笑的好朋友，有時我甚至會消遣自己來逗她笑。我們都有一些朋友或家人能幫助我們卸下心防，不至於太過正經八百。我們要過得健康，就需要經常接觸那些能夠幫助我們笑看生命的人物、電影、書籍或想法。

- 你要經常和那些能幫助你笑看人生荒謬情境的朋友在一起。罹患癌症之後，你自然會認識一些病友。你會發現當你們聚在一起，彼此訴說自己所遇到的荒謬情況時，往往會讓你開懷大笑。
- 以幽默輕鬆的態度來接納自己在外觀上的「有趣」變化：為什麼不戴一頂滑稽的帽子，遮住你那顆光禿禿的頭？或用指甲花在頭皮上染一個暫時的刺青呢？你也可以對著鏡子裡那個怪模怪樣的人竊笑。承認吧！你的樣子真的很好笑！當我的頭髮開始長出來時，居然變得比以前更捲，看起來好像一把鋼絲刷子，又像是全世界最誇張的爆炸頭。這個髮型讓我笑了好幾個月，直到它終於恢復原來的樣子為止。
- 常聽喜劇節目，看好笑的電影或讀一些有趣的書。（大衛．塞達瑞斯〔David Sedaris〕的書就常常讓我樂不可支。）
- 想想看，什麼事情會讓你發笑，就經常加以運用吧。

這些年來，我已經變得很會笑談自己，因為我有許許多多練習的機會。如果禪師可以用幽默滑稽的手法來表達語言文字所無法傳達的東西，那麼我們這些癌症病人當然也可以追隨他們睿智的腳步。

哈！

43 知足真財富／汲取內在的資源

良寬禪師有一句名言：「知足真財富！」

良寬是一位日本詩僧，經常在戶外行腳，托缽弘法，並在田野間與當地的兒童玩耍。他的這句名言很可能是引自《道德經》的「知足者富」。

得到癌症後，我們的帳單可能很快就越堆越高，尤其是在我們不再工作，或者除了西醫治療之外還採用其他輔助療法的時候。靜坐課和氣功課都得花錢，中藥方子和營養補充品也是，更別提其他方面的開銷了。無論有沒有罹患癌症，我們似乎都會有沉重的生活壓力。

但讓我們不要因為缺錢而叫苦吧。讓我們謹記良寬禪師的話語。他提醒我們內在財富和銀行存款無關。事實上，比起外在的財富，內在財富才是我們比較能夠掌控的。當面臨疾病的挑戰時，我們的內在財富可以成為很大的助力。

當為自己所擁有的一切感恩，我們便展現及表達了我們的內在財富。值得感恩的事物是如此多，許多因為太過渺小或視為理所當然，而被我們徹底忽視了。**要獲得真正的財富，我們必須著眼於自己所擁有——而非欠缺——的一切。**

- 此時此刻，請你觀看自己的內心，找出某件令你感恩的事物，無論大事、小事都可以。你可以列出幾件，也可以選擇讓你印象最深刻的一件，例如某個你認識或所愛的人為你做了一件很特別的事，或者你很慶幸自己有能力為自己或他人服務等等。任何讓你感恩的事情都行。
- 專心覺察那種感恩的感覺。
- 讓這感覺充滿全身，活化你的每一個細胞。
- 讓你的身心全然沐浴在這股感恩之情中，然後再進一步為你能夠這樣感恩而感謝！
- 當你體認到自己所擁有的（而非所欠缺的）一切時，你將會油然生出感恩之心。讓你自己沉浸在這樣的感覺中。

輕鬆的做幾次深呼吸，繼續回想其他令你感恩的事物，直到你想結束為止。

這一陣子，你最大、最多的資產或許不是金錢。沒關係。那你最大、最多的資產是什麼？或許，你可以找到一位願意讓你用技能或金錢以外的資產來換取治療或諮詢的醫師。事實上，只要你能以積極正面的心態看待人生，必然可以找到真正的內在財富。

不落言筌／抒發你的情緒

44

守初禪師教導弟子：「言語無濟於事。話語並不能表達真理，凡為語言所累者皆為迷途之人。」

禪宗重視行動勝於文字，重視經驗勝過雄辯。語言文字可以指向真理，但其本身並非真理。禪宗教導我們情緒是一時的，有如天上的浮雲，只要看著它們來來去去即可，切莫執著陷溺。但這說來容易，做起來卻沒有這麼簡單。

分析、談論自己的情緒，對某些人來說可能很有淨化、療癒的效果。但對另外一些人而言，這就像是攪動一池泥水一樣，無助於抒發情緒。不過，就算你不想談論自己的感受，還是可以藉由帶著正念的肢體動作來讓自己脫離情緒的泥淖，改善心情。

古代中國和封建時代的日本並沒有所謂「療癒」這回事。禪師們學會透過教學、藝術、音樂、茶道和武術等各種方式，疏導自己的情緒能量，並表達自我。這些管道都不需要依賴語言，但都可以幫助我們抒發內心積壓的情緒。

觀賞和學習茶道儀式是一件很美妙的事，因為其中的每個姿勢、每個動作都充滿正念。**當你覺得無法以語言表達感受時，可以藉著專心移動肢體的方式——例如跳舞、打太極拳、編織、烹飪等——來抒發情緒**。我有一些喜愛縫紉的朋友。據他們形容，當他們專注的縫製一件衣服，沉浸在其中時，就會有一種很寧靜祥和的感受。

我自己的情緒出口則是吹奏「尺八」，這是日本的竹笛，是一種很難吹奏的樂器。我並不一定每次吹奏時都會產生寧靜祥和或渾然忘我的感受，但正因為困難，我非得全神貫注不可。手持尺八時，我必須注意讓它保持正確的角度，手指要放在適當的位置上，還要注意自己運氣的方式才能吹出正確的音。除此之外，我還得試著看懂用日文寫的樂譜才行。

吹奏尺八時，我必須專心注意自己的動作，腦子裡已經沒有多餘的空間可以去想其他事情了。如此一來，我自然腦袋放空，心無雜念。事實上，在這個時候，就算我想要擔心煩惱或自怨自艾也沒有辦法！更棒的是，我在吹奏完畢，放下笛子很久之後，還是可以感受到那種平靜、專注的感覺。

我的中醫老師總是叫他那些很容易擔心、焦慮的病患，培養一種需要用到雙手的嗜好。這是因為食指和拇指的動作，需要用到很大部分腦子。顯然，要抓握東西是需要用到很多腦力的。就讓我們利用這樣的生理特性吧！

- 當你覺得自己陷入情緒的泥淖，但卻不想談論時，可以找一個需要用到雙手的嗜好來幫助自己集中心神。
- 選擇你有興趣而且能夠滿足你的創造欲和表達欲的活動。
- 固定騰出一段時間來從事你所愛好的活動。儘管讓你自己放下一切，全神貫注的沉浸其中。

你要用什麼樣非語言的方式來表達自己？你可以用一種身心並用、雙管齊下的方式來發揮自己的創造力。當你的身體與頭腦都能自由揮灑時，你的情緒也會跟著流動，根本不需要用到任何語言！

45 以智慧之光遍照黑暗／揀選你身邊的人

智慧驅散恐懼與無明，正如光明驅散黑暗。

當我們以智慧之光照耀意識中被無明黑暗所籠罩的區域時，我們就「開悟」了。佛陀曾說，人需要藉著智慧之光以及道德的指引，才能安然行走於生命的迷宮中。

何謂智慧？智慧是透過專注而得來的知識。智慧不為表相蒙蔽。智慧、明智的聲音和恐懼的聲音有何不同？有時我們很難區分，但如果我們能夠學著加以辨識，將會對我們有所幫助。

在罹患癌症後，有些親友自然而然會扮演「明智之聲」的角色，有些則成為「恐懼之

聲」。我們罹癌這件事，對其他人來說可能是一記當頭棒喝，讓他們想到自己終究也難逃一死。然而，大多數人都不太能夠面對死亡，於是有些好心的朋友與家人就會為我們的健康感到憂心，並因而給我們各式各樣的建議和提醒。問題是他們可能不知道（或無法了解）所有的細節，因此不見得知道什麼樣的決定才是對我們最好的。

反之，有些朋友和家人可能是醫師開給我們的處方。他們往往本能的知道你需要什麼：他們會送餐點過來、讓你趴在他們的肩膀上哭泣，或在適當的時候說些適當的話。他們或許也替你擔心，但不會在言語和行動上顯示出來。在你面前，他們就像個發光體，幫你驅散黑暗。他們是最棒的一群人。他們的一舉一動乃是基於美德，而非恐懼。他們總是迫不及待、心甘情願、歡歡喜喜的提供任何你所需要的服務，二話不說，絕不囉嗦。我敢保證你身邊也有這樣的人，但可能不是你原先期待的人選。

- 如果你很難判斷某個人是「智慧之聲」還是「恐懼之聲」，就用你自己的智慧來觀察。
- 如果你發現自己在和某個人談話之後，變得更加不安或焦慮，這就是一個警訊。
- 有些人可能只會問一些根本沒有答案的問題，或者和你談論一些讓你更加憂慮的健康議題。如果你每次和他們在一起時都是這樣，這也是警訊。

這時，你就得和他們談談。當然，這種情況是很棘手的。沒有人願意失去朋友，尤其是在面對癌症的時候！

讓自己平靜下來，敞開心胸和對方談一談，讓他們知道他們表達關心的方式帶給你什麼樣的感受。

如果這樣做並沒有什麼效果，對方還是積習難改，或許就得請他們暫時給你一些空間。

要認清哪些人是你的智慧之聲，讓你的智慧之光在他們的陪伴之下閃閃生輝。我們沒有道理被黑暗淹沒，更沒有道理被周遭人無心的舉動影響。讓你的智慧之光照耀四方，驅散恐懼與黑暗吧！

46

真如／接納本然

我最喜歡的一位禪師曾經說過：「如果你不能打它屁股，它就不是真的。」

在人生中，我們經常會有這樣的感嘆：「但願我當初……」、「早知道……我就……。」當我們要和自己過不去時，這樣的話總會出現。「但願我當初選擇了A療法而不是B療法……」、「早知道會這樣，我就應該聽另外一位醫師的話！」

這些話就像蜜蜂一般嗡嗡嗡的在我們腦海中叫個不停，讓我們心煩意亂。現在是我們把它們放走的時候了。它們和蜜蜂不同的地方是：它們甚至不是真實的東西。它們並不存在於現實世界，和此刻發生的事情也毫無關聯，只是嘈雜、惱人的幻相罷了。

「真如」是佛教的用語，指的是和實相保持連結的能力。一件事物要展現「真如」，就必須存在於此時此地。除非有時光機可以讓我們看到未來的景象，或讓我們重返過去再活一次，否則我們真正擁有的只是現在位於我們眼前的事物。此時此刻，我們能不能做點什麼來改善現況？

我們不能改變過去，卻可以在當下採取改善未來的行動。如果我們能活在當下，並根據目前所能進行或改變的事情來做決定，就可以產生極大的力量。畢竟，我們唯有在此時此刻才能做出決定或採取行動！

當你發現自己為了未來可能發生，或過去已經發生的事情而憂慮懊惱時，有一個迅速、無痛、簡單的方法可以將你帶回「真如」。

- 放慢腳步，暫時放下手邊正在做的事情。
- 做幾次均勻的深呼吸，把注意力放在你的呼吸上。
- 隨著呼吸，讓你的意識逐漸停駐於當下。
- 然後，問問你自己：「關於這件事，我現在可以怎麼做？」
- 如果你能做些什麼，就讓自己冷靜下來，開始去做。

如果不能做什麼，就讓它隨著你呼出的氣息消逝吧。

這個練習的關鍵在於你要**接納本然，不要為了過去已經發生或未來可能發生的事而驚慌失措**。當你問自己這個問題時，就會立刻體認到你不能改變過去，也不能保證未來。**如果你現在什麼事也做不了，就允許你自己放下，不要再想了**。

有一段時間，我必須接受一種會導致神經性病變的化療。後來，我果然出現了手腳刺痛的症狀，而且隨著每一次的治療變得越來越嚴重。當時我一直在想：或許在不久的將來，我就無法替病人把脈（這是中醫問診不可或缺的一環），也無法撫摸我的狗兒或在沙灘上走路，甚至可能無法吹奏尺八了。就這樣，我不斷想像著各式各樣我可能無法使用雙手，或雙腳將會感到疼痛不適的狀況。

當我終於受不了時，便開始進行相關的研究，結果發現左旋麩醯胺酸可以改善神經性病變的症狀。於是我買了這種營養補充品，並且一天服用三次。過了一、兩個月之後，我的症狀就大為改善了：我的手已經完全沒有刺痛感，至於我的腳，除非我特別去注意（而我通常不會這麼做），也幾乎沒有不舒服的感覺了。

當然，有些時候，面對某個令人煩惱的問題，我們可能什麼也做不了。在這種情況下，就做幾次深呼吸，試著讓它隨著你呼出的氣息消失。

儘管眼前通常有很多事情需要我們費心，但要讓我們的心思專注於當下並不是那麼容易的事。不過，就像做任何練習一般，你越常問自己何謂「真如」，就越容易驅散妄念，把心思放在真實而重要的事物上。

唯有在當下，你才能發揮自己的力量。也唯有在當下，你才能採取行動。所謂「真如」便是專注於此刻！

47 冰封的心／動一動你的身體

沢庵禪師把一顆被卡住的心比作冰塊——又硬又凍。

禪師說我們的心識應該像水，隨著生命的潮汐自由流動。然而，它有時卻像踩著轉輪的沙鼠或銜著骨頭的狗。只要一有東西跑進去，頭腦就會轉啊轉的，停不下來，像一張壞掉的唱片。在這種情況下，我們會不斷翻來覆去的想著那些令人擔心的事或接下來可能發生的情況，於是整個人就被卡住了。有時候，我們擔心的是小細節，有時則是大事。當然，這類事情偶爾確實需要我們好好想一想，但可不能沒完沒了。

當我們的心因為某些煩惱而處於冰封狀態時，有很多方法可以加以融化，但其中最好、最健康的方法是去從事某種體能活動，藉此打破這個循環。運動可以使我們暫時轉移心思，並釋放我們的壓力和緊張的情緒，使我們得以忘卻煩憂。從佛家的觀點來看，身心之間有深度的連結；事實上，身心是一體的。當你的身體在活動的時候，你的心智也會活動。

除此之外，我們也可以藉著這個機會和朋友一起出遊。如果可能，你不妨找一個夥伴和你一起從事你所選擇的體能活動。我們在和別人互動時，也比較不會沉溺在自己的想法中。每當我需要融化自己冰封的心，並且把自己的腦袋放空時，經常都會到戶外去。通常我只要和狗兒們一起在海灘附近散散步，就可以達到這樣的效果。有時，為了能夠專心覺察自我，我會一個人去走，但有時候我也喜歡一邊走路一邊和別人聊天。走路可以幫助我進入當下。

- 換了一個地方，你的心境也會跟著改變！
- 如果可以的話，經常出去走走。
- 如果你沒有力氣出門，或天氣不太理想，你可以做一點氣功。這或許會讓你比較不會鑽牛角尖（請參見第五部的〈氣功自療運動〉）。此外，太極拳和瑜伽也很有效。
- 如果你不習慣做氣功、打太極拳或練瑜伽，也可以在網路上找到很多影片教你做溫和的伸展操或運動。你不妨找一種來試試看。

如果你的朋友願意，你可以約他出去走一走或做運動。

如果你的心思變得懶怠，那很可能便是你需要動一動肢體的時候。**當你的身體能量開始流動時，你的心靈能量也會開始流動，讓你的神經系統重新被啟動**。養成定期運動的習慣是你保養自己的絕佳方式。能夠找一個夥伴一起去運動更好，因為如果和別人約好了，就比較不好意思不去。所以，你不妨邀約別人一起運動，以便讓你自己比較能夠持續下去。

請你打電話給一個朋友，約他一起去活動筋骨。要不，就自己一個人去。總而言之，你要打破這種冰封的狀態！

48 是小蛇還是龍？／接納自己的力量和弱點

南泉禪師在觀察他的弟子之後，經常表示，要分辨龍和小蛇非常容易：龍弟子堅定有力，小蛇則否。

事實上，我們既是龍，也是小蛇，要看時間與狀況而定。我們既是陽（威武強壯的龍），也是陰（脆弱的小蛇）。我們不可能有陰無陽，或有陽無陰。否則，就像是一個銅板只有正面一樣。陰陽同屬一個整體，兩者不可分離。

羅患癌症的楊波．羅許禪師常說：「**你的脆弱是你最強大的力量**。」在做化療時，我發現自己變得虛弱、脆弱、容易受傷。也就是說，我成了一條小蛇。當時我既沒有力氣也沒有意願假裝勇敢，而是把所有能量都用來讓自己康復。後來，當我越來越有力氣的時候，我內心的那條龍就回來了。

你能辨識自己的這兩個面向嗎？一個極為強壯，另外一個則脆弱而敏感。它們一直都存在，會在不同的狀況下出現；但兩者同樣重要。我們必須體認：**我們有時像一條巨龍，強壯有力、刀槍不入，但有時我們的能量會變弱，感覺自己像一條小蛇**。

無論我們經歷任何起起伏伏，我們的本質永遠不變。我們不妨記住：陰、陽的原則永遠適用。有強就有弱，有弱就有強。兩者同時存在，缺一不可。我們永遠有強壯和軟弱的時候。

有時我們有用之不竭的力氣和能量，但有時候我們必須認清自己的軟弱，明白我們需要他人幫助，才能找到力量。你必須學習如何請人提供你所需要的協助。當你發現你有力量開口求助時，你將會感到自豪。**你能認清自己的脆弱並因而找到力量嗎？**這會對你有所幫助。

你是一隻小蛇還是一條龍？

兩者都是！

有時候，障礙也是道路

發現其中的好處

49

有一天，首山禪師手中拿著一隻竹篦子，對弟子說：「不得喚作竹篦子，喚作竹篦子即『觸』（落於實有），不喚作竹篦子即『背』（違背實相），喚作什麼？」

剛開始參公案時，你會覺得每一樁公案都像一道很難跨越的障礙，使你呆若木雞，不知所措，平常處理事情、思考問題的模式都派不上用場。無論上述公案或類似「你的母親出生前，你的面目為何？」這樣的公案，你都無法用你的理性或智力來回答。

儘管如此，一旦你參透一樁公案之後，便會開始體驗到自性。同樣的，有時我們必須以新的眼光、新的觀點來面對眼前的挑戰和謎團，才能發現它們真正的意涵。**癌症最初也像是我們**

人生道路上的一個障礙（事實上很可能也是），但它也可以成為一條道路。

一條通往哪裡的道路？呃，應該說是一條「什麼樣」的道路？**療癒，既是道路，也是目的；是我們想要走的路徑，也是我們希望到達的地方。**我們如果能夠注意這條路上勢必會出現的障礙，而不是只注意它最終的目的地，就會有很大的收穫。

癌症這條路迂迴曲折，我們在路上必須克服的障礙很多。無論我們是否意識到這點，這條路的本質就是要我們學習，讓我們在一路上可以獲得新的認識與觀點。透過面對路上的許多挫敗和挑戰的方式，我們會更加了解自己，也會更加了解周遭人以及生命的本質。

我不會對你們說「罹患癌症可說是塞翁失馬，焉知非福」這類道貌岸然、打高空的話。究竟罹患癌症是禍還是福，必須要你自己來認定。但我要說的是：我因為走在這條道路上，步步留神，因而獲得了更深刻的智慧。當我們能在障礙中找到其中所蘊含的深意時，障礙就成為道路。生命中的每一項功課幾乎都隱含著一顆看不見的寶石，等待我們去發掘；這顆寶石有時很容易看得到，有時則否。

當我被診斷出罹患癌症時，我的朋友、學生、病患和家人所給我的愛與支持，幾乎多到令我難以置信的程度。我的學生在我任教的中醫學校為我舉行了一場義賣。當我無法工作時，他們以義診的方式幫我募款。同時，我的朋友們也相繼送來食物、卡片和禮物，並自願提供各種協助。我的家人也一直陪伴在我身邊，給我無條件的愛與支持。之前我從未體認到自己擁有這麼多的愛（或許也不曾珍惜），並沒想到周遭的人會如此珍惜我的存在。這是我在癌症之路上學到的第一課。它讓真正體會到我在生命中所有的愛，以及我在今生所播下的情緣。從此，我每一天都很珍惜我身邊所有美好的人物以及他們給我的愛。到現在，我仍然覺得自己很有福氣，可以體會愛的深度與廣度。

除此之外，罹癌之後，我也學會放慢腳步。從前我是那種A型人格的人，動作很快，辦事講求效率。在中醫學校任教期間，身兼律師的我經常在庭審結束後直接到學校授課，之後再回到律師事務所去撰寫辯論意見書。有時，我甚至會把早上例行的氣功練習草草結束，趕著去做別的事。

當時，這樣匆匆忙忙、趕場式的生活對我來說是很正常的。當我因為接受癌症治療，身體變得很差，能量很低時，我意識到自己再也不能（也不想）繼續這樣的生活步調。於是，「慢車道風景最好」就成了我的座右銘。現在，我不僅變得比較平靜放鬆，也遠比從前更加留心自己所做的每一件事，不再一心多用了！在放慢腳步之後，我發現自己自然而然變得更能活在當下，在靜坐時也得以進入更深刻的境界。除此之外，無論在吃飯、喝茶、開車或和朋友相處的時候，我都更能享受當下的樂趣。

我是所謂的「瘋狂的樂觀主義者」，因此我可以滔滔不絕的告訴你在得到癌症之後，我如何成了一個更好的人。事實上，在還沒有罹患癌症之前，我就是一個快樂的人，到現在還是。

不過，如今我遠比從前更珍惜這份快樂，不再把它或其他任何事情視為理所當然。這是我得到癌症後學到的另外一件事情：要為生活中所有美好的事物懷抱感恩的態度。

你或許痛恨自己罹患癌症，或許已經逐漸接受了這個事實。這是你的道路，你的旅程。無論你如何看待它，無論你當初是怎麼來的，現在你已經走上了這條意想不到的道路。你會走得步步用心，還是漫不經心？

罹患癌症後，你可能會變得和從前不一樣。在生病的過程中，許多人都有所成長。這是因為像癌症這樣的遭遇勢必會改變我們對生命的觀點。我感覺自己因為癌症而變得更有智慧（儘管我寧願自己只是一個觀眾）。**這條道路上充滿許多障礙，但偶爾也會有意想不到的收穫。我一直盡可能留心我所跨出的每一步，以免錯過了學習成長的機會。**

- 利用此刻很快的檢視一下你目前的生活。
- 承認你罹患癌症之後，確實遭遇到了各種困難與挑戰。
- 不過，在這個練習當中，請找出一件你在罹患癌症之後所學到、體驗到或領悟到的正向的事。我猜當你面對癌症的挑戰時，你的生活應該已經出現了至少一項的正向轉變。

這是你今天要參的公案：如果把癌症稱為「障礙」，那就像是火上加油、雪上加霜。如果不把癌症稱為「障礙」，那就像是為了要聞一朵花的香氣而把自己的鼻子割掉。那麼，那你要叫它什麼？

50 手中的明珠／欣賞周遭的美

夾山禪師說：「當一條龍出現在水中時，魚兒不會注意到龍嘴裡的珍珠。」

這是因為此時魚兒們的注意力都放在龍身上，所以沒有看到那美麗貴重的珍珠。你很可能也像我一樣，花了不少時間思索、談論自己的癌症，要不就是做各種事情，努力擺脫癌症。我們都有可能像那些魚一樣，滿腦子想著癌症這條龍，以致遺忘龍嘴裡的那顆珍珠。

我受戒時，師父給我取了「大珠」的法名。當時我的師姐瑞心曾經簡短的說明了這個法名的意涵。她提醒大家：每一顆珍珠都是由一種讓人很不舒服的刺激物逐漸形成的。她的意思是我讓人很不舒服嗎？嗯，很有可能。

就連癌症也可能是一顆珍珠。剛開始時，它或許讓人很不舒服（甚至可能一直都如此），但它可以讓你注意到你內在的美，以及你所遇到的每一個情境當中的美感，從而讓你發現生命裡的珍珠。

如果這世界是你的牡蠣，生命中的美就是你的珍珠。

- 花一點時間回想你在罹患癌症之前所喜歡的某個美麗事物，例如某一幅畫、某種音樂、某些朋友、某個事件或某個美麗的地方。讓你自己沉浸在這些回憶中，感受那種美，一直到你的臉上浮現笑容為止。
- 現在，請你再花一點時間想一想你目前生活中的美好事物。如果你在家裡，就看著窗外，如果你正在戶外看書，就把頭抬起來。看看你四周那些生機盎然的事物——樹木、花朵、鳥兒、人們、建築物、天空、隱隱約約的車聲或雨聲。
- 想一想你目前和某個人之間的美好情誼。這個人有可能是你的朋友、愛人、兄弟姐妹或父母。想一想這個人讓你有什麼感覺，或者你們一起做過什麼特別的事。每一個你所愛的人，都是一顆貴重的珍珠。
- 花點時間想一想這些美好的事物，把你的注意力從巨龍身上移開，看見龍嘴裡銜的許多珍珠。

即使在癌症這條龍的嘴裡，也有許多美麗的事物等待我們去發現！自從得到癌症以來，你生命中的許多事物可能已經變得和從前不一樣了，但真正的、本質上的美是疾病無法改變的，只不過我們被疾病分散了注意力，沒看到我們生命中的寶藏罷了。

白雲禪師曾做過一首偈子：

「我有明珠一顆，久被塵勞關鎖。
今朝塵盡光生，照破山河萬朵。」

51 笑吧！／讓你的情緒自然流動

百丈禪師曾說：「我就是以前哭，現在笑。」

情緒是很弔詭的。儘管感覺只是我們接收資訊的方式之一，但我們卻把感覺看得很重要。從禪的觀點來看，感覺就像色彩或聲音一樣，只是一種資訊，至於我們如何處理這些資訊就是另外一回事了。

百丈禪師在談論哭與笑時，非常了解這一點。我們只要稍微想一想，就可以明白他的意思。哭跟笑，都是用身體來表達感覺的方式，因此基本上兩者並沒有什麼不同，**就像天氣的變**

化一樣，來來去去。只要我們不去緊抓著不放，感覺都會過去。

笑與哭，也是我們釋放被壓抑的情緒以及身體壓力的一種方式。瓊妮・米契爾（Joni Mitchell）所創作並演唱的歌曲中有一句歌詞：「哭與笑，是同樣的釋放。」她顯然很同意百丈禪師的觀點。哭與笑都是釋放壓力的閘閥。我們這些罹患癌症的人大多都需要好好的大哭一場，或開懷的大笑幾聲（視狀況而定）。當事情很不順利時，我們難免會有情緒崩潰的時候。

我得聲明，我的意思並不是我們就應該經常讓自己處於被情緒淹沒，不知所措的狀態。如果我們意識到自己常常被情緒所困，感到沮喪、焦慮，以及很容易哭泣或發脾氣，而且一發不可收拾，就應該尋求合格專業人員的協助，讓自己的情緒恢復到健康平衡的狀態。不過，如果我們只是偶爾在受不了的情況下大哭一場或哈哈大笑，這對癌症病患來說是很正常的。我被診斷出癌症之後，曾經好幾次忍不住瘋狂大笑，笑得不能自已。有些時候，我也會盡情痛哭。哭完、笑完之後，就覺得好過一些了。

- 當你需要的時候，要允許你自己大哭一場（或大笑一番）。
- 如果你不好意思在別人面前流露你的情感，就等到你一個人的時候再哭（或笑）。
- 租一部好笑的影片，或和一個幽默風趣、會逗你開懷大笑的朋友共度一段時光。
- 不要壓抑你的情緒。讓它們自由的表達出來。這往往能讓你平靜下來。

請允許你自己體驗百丈禪師話裡的智慧！淚水可以變成笑聲，笑聲也可以化為眼淚。兩者沒什麼不同。

52

武士道／因應變化

「我們可以從暴風雨中學到一件事。當突然下起大雨時，你為了不要淋濕，就開始一路狂奔。然而，就算你跑到人家的屋簷底下或以其他的方式躲雨，你還是會淋濕。但如果你打從一開始就決定不閃躲，雖然一樣會淋到雨，卻不至於茫然失措。這樣的認知可以適用於所有的事物之上。」

——山本常朝，《葉隱聞書》

古代日本的禪師和僧侶有許多出身於武士階級。武士道教導人們不可以在生氣或情緒衝動的情況下採取行動。當一個人隨身攜帶著鋒利、致命的武器時，確實有必要遵守這樣的原則。當我們罹患癌症，必須迅速做出決定時，也應該注意這點。

粉飾太平絕不符合禪的精神。我們唯有把眼睛睜開，誠實的面對問題才能讓自己心安。

「唯有經歷困境，才能走出困境。」這是一句很能激勵人心的話。因此，就讓我們面對必須面對的事物吧！本文開頭引自《葉隱聞書》的文字，是以躲雨為例，說明我們是多麼想要逃避現實。禪師指出，在下大雨的時候，我們雖然希望能夠不要淋到雨，但終究還是會淋濕。如果我們一開始就體認到雨水是濕的，一旦下大雨，我們就很可能會淋到雨，那麼當我們真的淋濕了，就不會感到懊惱了。這是一位武士給我們的實際忠告。

武士道要我們**正視眼前的問題，並以適當的、具有建設性的方式來面對**，而非徒然憂慮、挫折、驚慌失措。換句話說，你可以儘管抓狂，不管多久都行，但抓狂過後，就要平靜下來，並拿起你的寶劍。要在大火中找到一個涼快的地點，或在暴風雨裡找到一個寧靜的角落，或許並不容易。但那寧靜始終都在。來來去去的是我們自己。

如果你知道當你開始焦慮、發火或者腦子一團亂時，有什麼方法可以幫助你平靜下來，將會對你很有幫助。你不妨想一想，有哪些事情是你在面臨壓力、情緒激動的時候可以去做的，並擬出一份清單。以下是我覺得對我有幫助的一些活動：

- 出去快走或慢跑，好讓自己冷靜下來。
- 做幾次緩慢的深呼吸，讓你的神經系統放鬆，並幫助自己重新啟動。
- 花點時間獨處，感受一下孤獨的滋味，好讓自己的心情平靜下來。或許你可以到附近的公園或某個風景名勝走一走。

- 去找一個了解你而且不會介意你對他發洩的好朋友。
- 在樹林裡或海灘上漫步，讓你的腦袋放空，並讓你能夠重新聚焦。
- 如果沒時間，就花幾分鐘用意識掃描你的全身，讓你全身的每一個部分都放鬆。

如果你還不知道什麼東西可以讓你冷靜下來，現在不妨就開始找找看。我們如果能夠學習管理自己的情緒，就可以很快恢復平靜，去面對眼前的問題。

在生命當中，我們會有很多機會做這樣的練習。你會發現只要你時常花一點時間讓自己的精神或情緒「重新啟動」，就很容易在極短的時間內變得頭腦清楚、心情平靜。你不是命運的受害者；你是一個武士。把你的寶劍磨利吧！

精髓／專注於當下

53

一個和尚問馬祖禪師：「禪的精髓是什麼？」
禪師回答：「當下的意義何在？」

禪宗的經典裡充滿這類對話。弟子問禪師一個非常廣泛的、哲學性的問題，師父在回答時則引導弟子回到最重要的事：當下。禪的精髓——也是我們的生命精髓——就是當下。

為什麼是當下？因為唯有在當下，我們才能改變心意或有所行動。甚至可以說，唯有在當下，我們才能思考是否要有所行動。我們的行動能力只存在於此時此刻。沒有人可以在已經過去或尚未到來的時刻採取行動。

有時我們會太過努力去了解事情的全貌，因而忽略了眼前。當事情的全貌逐漸變得令人難以承受時，請你將注意力放在眼前的事物上。放下你對過去或未來所懷抱的希望和恐懼。注意此時此刻。掌握眼前所面對的少數事情，會比較容易。

當我想到自己還要再做一次化療，並因而心情沉重時，就會想起馬祖禪師的這句話，並提醒自己：現在，化療都還沒開始呢。如今，當我因為某些想法而變得緊張或煩躁時，就會開始轉念！

我們得到癌症後，勢必會面臨身體和情緒上的各種挑戰。當你感到恐懼或焦慮時，如果能把心思帶回當下，將會對你大有幫助。事實上，無論你擔心什麼事，這些事多半不是發生於現在。如果你能提醒自己這一點，就可以幫助自己回到現實。事實上，現在的情況多半沒有那麼糟糕。

- 如果你發現自己開始擔心下一次電腦斷層掃描或治療，不妨把你的心思轉移到當下。
- 提醒自己，你現在還沒開始做那種治療，你所害怕的那些經驗此刻並未發生。
- 欣賞周遭的景色，享受身邊人的陪伴，不要一直去想那件事。

如果你能讓自己的注意力回到當下，無論你正在做什麼，感覺都會變得不太一樣。你不會一直緊張兮兮的想著還沒發生的可怕情況。相反的，無論你是一個人還是與朋友在一起，你都能夠放鬆的度過一段有助你療癒的時光。所以，請問問你自己：「當下的意義何在？」

54 你的鼻子／暫時脫離日常生活

智門禪師說：「你的眼睛看不見你的鼻子！」

智門禪師似乎指出了一個很明顯的事實。但你的眼睛為什麼看不見你的鼻子？當然是因為它們彼此太靠近了。當你太靠近某個事物，或者和它之間有太多的利害關係時，你就很難客觀。當你一直在做同樣的事情時，就很難產生新的觀點。

所以，現在我們是不是該換個環境了？

距離往往能讓我們產生新的觀點，而這個新觀點又可以被我們帶進日常生活中。距離也可

以給我們更多的空間，讓我們跳脫平常的思考脈絡。有時你甚至不知道自己需要更多的空間，直到你給了自己這樣的空間為止。

你能夠脫離你的日常生活嗎？如果不能真的出走，是否可以象徵性的這麼做？你不需要翻山越嶺，甚至不需要離開你所居住的城鎮。只要到郊外去走一走，拜訪一座美麗的公園或植物園，或者在一個特別的夜晚觀賞一部經典老片，都可以讓我們脫離日常生活的軌道，暫時擺脫我們的慣性。

當我因胃部不適，有一個星期無法做化療時，我沒有讓自己坐在家中忍受胃痛之苦，而是利用這段時間開車經由奧瑞岡州的波特蘭市，前往位於華盛頓州鱒魚湖的亞當斯山禪寺，和幾個朋友在那兒的一座宏偉廟宇中度過了一段美妙的時光。

當時，我心裡想：我既然得受胃痛之苦，何不乾脆在一個美麗的地方受苦呢？我相信那趟旅程使我的胃好得更快，沿路的寧靜風光也讓我更能放空。這段在大自然中度過的時光，使我回家後感覺精神煥發，能夠繼續接受化療了。

- 仔細評估你的能量。你需要做什麼才能更清楚的「看見你的鼻子」？
- 找一天去外面走一走，或利用週末的時間出去晃晃，這會讓你產生新的觀點。
- 如果你沒有力氣這麼做，不妨打電話給一個好朋友，請他過來和你聚一聚，並給你一些建議。

- 你也可以更進一步，和朋友約在某家咖啡廳或一個你從未去過的地方見面。儘管發揮你的創意。
- 如果你有力氣，就去參觀一座博物館，並且帶一份紀念品回家，好讓你記住這趟旅程。
- 如果你真的沒有力氣出門，可以在家裡觀賞一部經典的好萊塢全景寬螢幕電影，讓自己能身歷其境。
- 盡可能利用這類旅遊讓自己脫離日常生活的軌道。
- 回家後，用新的眼光看一看你目前的日常生活。有什麼地方需要改變？你可以依照你的新觀點來做出改變！

此刻，你不妨來一趟短途或長途的旅行，前往一個你喜歡的地方，或是一個你從未去過而一直想造訪的地方。如果你想去某個美麗的地方，卻無法開車或搭飛機前往，也可以找一部懷舊的老片來觀賞，或者看看照片、聽聽音樂。總而言之，請你找找看有沒有什麼特別的事物可以把你帶到另外一個時空，讓你的臉上露出微笑，或者讓你暫時把腦袋放空，什麼也不想。

55 眉毛脫落／檢視你的慣性思維

中國的佛教僧侶會警告弟子：如果他們毀謗禪學和佛法，眉毛將會脫落。

你能不能想像每當你說一些自我否定、自我貶抑的話語時，眉毛都會脫落的情景？我們有多常沉溺於自我懷疑或負面的想法中？有多少時候，我們能真正的覺察到對自己和他人說話的方式？

「正語」是佛法的八正道之一，其內容包括已經說出來和沒有說出來的話。「正語」是一種修行，是愛自己、留心自己的想法和言辭的一種舉動。唯有確實注意自己的思想和言辭，我們才能讓自己成為一個正向的人。

下次，當你發現自己再度陷入自我懷疑的漩渦時，請利用這個機會來做一些正語的練習。

- 當你發現你一直在心裡或言談中批評自己或某個人時，試著問你自己以下這些問題：你所說的是真的嗎？有必要這樣說嗎？那是出於善意嗎？
- 如果你認為自己想的或說的，並不是事實，沒有必要性，也不是出自善意，請你立刻將它丟棄。唯有立刻停止這樣的行為，你才能改變你自己思考和說話的方式。同樣的，如果你發現自己對別人所說的話並非事實，沒有必要性，也並非出自善意，請你立刻改正，並戒掉這樣的壞習慣。

我們在看待或談論自己和他人時，一定要遵守「正語」的戒律。即使我們對自己和他人有負面的想法和言辭時，眉毛並不會脫落，但遵守正語的戒律可以提醒我們：**我們的想法和言語是有力量的。我們可以選擇讓自己的心態以及與他人的關係變得越來越正向，也可以讓自己變得越來越負面。**

即便我們的眉毛終究還是會因為化療而脫落，我們仍然可以選擇讓正面的對待自己，對待他人。

56

頭和尾／貫徹始終

禪師們經常如此斥責弟子：「你們真是龍頭蛇尾呀！」

這是什麼意思？龍是神話和傳說中一種神祕、巨大、身上布滿鱗片、具有神奇力量的水中（或空中）生物，蛇則是在地上爬行的小型動物（有時也不那麼小）。此處，禪師是在斥責弟子一開始時很努力，但卻後繼無力。

在面對癌症時，我們更要堅持下去，繼續做我們喜歡的事情。這趟癌症之旅，可能會比你所預期的漫長。許多人在罹患癌症之後，就不再過日子了。我可以告訴你，根據我自己的經驗，這樣做等於是嚴重浪費我們在人世的寶貴時光。當你認真的過著每一天時，你就活得像一條龍。無論你把時間拿來做任何事情，你都要竭盡所能的去做。

當然，有時候你會因為身體不舒服或沒有力氣，無法參加你從前所喜愛的一些活動，也有一些活動是你在罹患癌症之後應該避免的——比方說，你在做化療期間，連壽司或生蠔都不能吃（真是悲慘！）——但外頭還是有很多你可以參加的活動。你不妨選擇其中一些來參加，以重建你的自尊心，找回屬於你的力量。

在接受癌症治療時，我們很容易變成一條蛇。剛開始時，你或許還很強壯，但逐漸的就會感覺越來越疲倦，你的消化系統也可能會停止運作。這時，你必須認清自己的侷限，不要做超乎自己能力的事。但無論你在這段期間感覺如何，希望以下這些建議能夠幫助你和你內在屬於龍的部分（那個勇猛積極的你）重新連結。我們每一個人都同時有龍蛇兩個面向，不要顧此失彼。你要想辦法讓自己保持強壯、健康、積極！你要做一條龍！

如果你在與癌症搏鬥時還得工作，就更需要有能量。在這種情況下，你更有必要重拾以前喜歡的某項嗜好或活動。

想想看，有什麼事是你曾經興致勃勃的去做，而且樂在其中，但後來卻半途而廢的。我們都曾有一些這樣的計畫，例如從事藝術創作、學習縫紉或整修家裡的某個房間等等。

- 煮一頓美味的飯菜和朋友們共享。另一個更棒的點子則是：請幾個朋友帶一些菜過來，在你家聚餐。
- 如果你的能量很低，可以花點時間去想像你將來要做的事情，例如從事一趟旅行、和某個人見面，或嘗試某項活動等等。光是想像這些事情，就可以提振你的心情和能量。即使你現在無法像一條龍般的行動，你還是可以和你內在的那條龍連結。

大溈禪師說「龍蛇易辨」。這話一點都沒錯。你明白自己什麼時候像一條龍，什麼時候像一條蛇。當你覺得自己像一條蛇的時候，很容易找藉口放棄，並且一溜煙就爬進地上的某個洞裡。現在是你當一條龍的時候了。

是龍還是蛇？正面還是反面？你今天要選擇哪一個？

PART

IV

讓你的身體恢復平衡、獲得滋養

57 喫茶去吧！／補充足夠的水分

一個弟子問趙州禪師：「真理是什麼？」
禪師回答：「喫茶去吧！」

趙州老禪師期許他的弟子能在喝茶這類平凡的事上開悟。雖然他不是真的鼓勵大家去喝茶，但他早在飲茶文化開始風行之前就已經重視喝茶了。

在接受癌症治療時，你一定要多喝水（當然，在沒有接受治療時也是如此）。無論喝綠茶或紅茶都有助保持體內的水分，而且其中含有對健康有益的獨特營養素。

關於綠茶的功效，已經有許多專家做過研究。它富含一種名叫「兒茶素」的物質。兒茶素是一種強力的抗氧化劑，據信可以抗癌。此外，茶葉中也含有「茶胺酸」。研究顯示，茶胺酸能鎮靜神經系統，並活化肝臟中的酵素，幫助身體排毒。這樣的東西，誰不想要呢？

你不妨找一種自己喜歡的有機茶來喝，喝的時候不要添加奶類或糖。外出時，你可以使用茶包，但最上等的茶葉是不會用來製成茶包的。它們都是以散茶的形式販售，並且要用茶壺沖泡，還用茶漏過濾倒出。

買好茶是很划算的。不要省！一點點茶葉就可以泡很多杯茶，所以總的來說還是很經濟實惠。你可以在你家附近找找看有沒有供應散茶的茶鋪，也可以上網搜尋。如果你要喝中國茶，可以從台灣烏龍茶入手；如果想喝花茶，可以嘗試茉莉龍珠茶；如果喜歡日本茶，則可以從玄米茶和莖茶開始喝起。比較好的茶鋪通常也會賣很好的茶具。

比起中國綠茶，日本綠茶或許含有更多的兒茶素，但你要買自己覺得比較好喝的，因為那是你要喝的東西。

58 麻三斤／整腸通便法

一個和尚問洞山禪師：「什麼是佛？」
洞山答道：「麻三斤。」

癌症藥物有時會導致便祕。化療藥品、止痛藥物以及止吐劑往往也是如此。但如果你的飲食中缺乏纖維質或喝的水不夠多，也會造成惱人的便祕現象。在治療期間讓排便保持通暢是很重要的，這樣你的身體才能正常的吸收養分並且排出廢物和毒素。洞山禪師或許很了解這一點，因為他顯然非常推崇亞麻。

現磨的亞麻，加些燕麥、穀物或奶昔，對便祕很有效。因為補充纖維質有助排便順暢。但亞麻必須是現磨的，才不會損失有益健康的ω—3脂肪酸等營養素。

如果你手上沒有磨豆機可以用來碾磨新鮮的亞麻籽，可以用奇亞籽取代。其用法和亞麻籽相同。這些細小的種子也充滿ω—3脂肪酸，但不需要碾磨。

奇亞籽和亞麻籽都富含纖維質，所以你吃了以後一定要多喝水。或許沒有人告訴你這一點：如果你吃了這兩種種子卻沒有多喝水，你的便祕現象可能會更嚴重。

如果奇亞籽和亞麻籽對你沒效，你可以到附近的健康食品專賣店或藥局找找看有沒有番瀉葉或番瀉葉藥丸。這種藥草可以幫助排便，而且不需要處方箋就可以買到，是很安全的補充品，但它的藥效比亞麻籽或奇亞籽強，因此偶爾用一次就好。奇亞籽或亞麻籽可以天天吃，因為它們對身體很好。

此外，運動也很重要。運動有助改善消化，而且不用花錢！運動可以促進食物和糞便在腸道中蠕動。每天只要走二十到三十分鐘，你的便祕現象就會得到很大的改善。運動不僅能促進消化，還有額外的好處：能使你的心情變好。只要你保持運動習慣、攝取高纖維食物並多喝水，排便狀況應該就會很順暢。

如果以上建議的這些簡單方法對你都沒有效果，市面上也有改善便祕的藥物，其中有些需要處方箋，有些不需要。但你務必要告訴醫師你的消化狀況。如果你打算額外服用任何藥草或補充品，也要和你的醫師討論。

59 一味禪／重享飲食的樂趣

禪讓我們嚐到「那一味」。

所謂「那一味」就是無所不包、至高無上的真理。至於什麼是至高無上的真理，那可就比較不容易說清楚了。正如同臨濟禪師所說的，你一開口，就已經偏離了！他的意思是語言文字無法說明、捕捉宇宙的本質，因此他要我們親自品嚐這「一味」。

「一味」固然是禪修的目標，但如果我們的食物只有「一味」，未免也太掃興了。你在做化療時，很容易會失去胃口，也可能會覺得嘴巴裡有一種怪怪的味道。這兩者都會使吃飯成為一件苦差事，沒有樂趣可言，但情況並不一定非得如此不可。有時，你只要在料理食物時發揮一些創意，就可以超越那（噁心的）一味，再度享受飲食的樂趣。

我曾經聽過罹患癌症的廚師蕾貝佳・卡茲（Rebecca Katz）演講。她教我們如何在癌症治療期間讓食物變得更可口、更令人愉悅。她建議我們一定要讓每道菜同時具有幾種不同的味道，這會使得食物更美味、更吸引人。

- 首先，你的食物裡面一定要有脂肪，但必須是有益健康的脂肪，例如橄欖油、椰子油或酥油。這會增進食物的口感，也可能有助緩解你口腔裡的疼痛感。除此之外，健康的脂肪也可以讓你維持較長時間的飽足感，並且幫助你維持體重。無論你喝湯、吃沙拉、蔬菜或穀類食物，都可以在裡面添加一些橄欖油。
- 你可以在菜餚中添加一些酸味，例如萊姆汁、檸檬汁或醋等等。這會讓你的食物增添更複雜的風味。酸酸的味道可以讓菜餚變得清爽，而且往往正是食物中所缺少的味道。無論你吃的是魚肉、雞肉、豆腐或穀類，都可以試著擠一些萊姆汁或檸檬汁淋上去。不過，由於酸性物質可能刺激你口腔裡的潰瘍，所以或許可以考慮用其他方法來增添風味。

有許多癌症患者不敢吃鹽，但其實我們的身體每天都需要一點鹽。我建議你使用海鹽，因為其中含有較多的天然礦物質，而且不會像市售的食用鹽一樣添加防腐劑或其他化學物質。鹽可以增進食物的風味，而且只要添加一點點就可以讓食物吃起來感覺大不相同。你也可以用一般醬油、日式無麩質醬油或味噌來增添鹹味。我喜歡在湯裡加味噌，也喜歡用一般醬油或日式醬油炒菜。如果你的食物嚐起來沒有味道，可以加一小撮鹽巴來提升它的風味。

最後，幾乎所有人都喜歡甜味。一點點甜味可以促進你的食欲。但糖分的攝取來源要選擇較複雜的碳水化合物，例如椰奶、楓糖漿（B級的最好）、水果或堅果醬。如果你吃不下東西或很容易嘔吐，可以喝杏仁汁或椰子水。這兩者往往都很容易下肚。此外，你也可以嘗試在煮湯或炒菜時加點椰奶，或用花生醬、檸檬汁、醬油和水做成醬汁（這樣才會有黏稠度），加在蛋白質或穀類的食物中。

你可以嘗試以上這些點子，看看哪些食物適合你、哪些不適合。一般來說，一頓餐點應該包括蔬菜、有益健康的蛋白質（豆腐、天貝、低汞的野生魚類、雞肉、豆類和堅果）、全穀類和少量的水果（莓果最佳）。盡量少攝取紅肉、加工食品、奶製品和精製砂糖。

當我們罹患癌症時，要決定自己該吃什麼、不該吃什麼已經很難了，但**當我們滿腦子都想著自己的健康時，可能會忘記生命中還有一些簡單的事物（例如一頓精心準備的餐點）能夠讓我們的心情變得比較好**。你可以試著用以上這些點子來增加食物的風味，讓你的味蕾甦醒過來。這樣你在餐桌上就不會只品嚐到一味而已。

60 地整好了，就可種花／運用芳香療法

「又汝所明鼻、香為緣生於鼻識，此識為復因鼻所生、以鼻為界？因香所生、以香為界？……是故當知鼻、香為緣生鼻識界，三處都無，則鼻與香及香界三，本非因緣、非自然性。」

以上這段話出自《楞嚴經》。佛陀試圖教導阿難尊者：檀香木、鼻子和空氣之間的不同只存在於他的心識中。你不可能光是辨認出其中一個，而不指涉另外兩個——如果沒有香氣，你就不可能聞到它；如果沒有空氣加以傳播，也不可能有香氣存在；如果沒有人聞到，香氣也不存在。這三者就像所有事物一樣，乃是相依相生的現象。由此可見，佛陀甚至會利用嗅聞美妙的香氣來幫助弟子開悟！

據說真正高明的老師會把每一個學生都當成一種獨特的花朵。每一種花都必須用適當的方式來對待、照料，才會成長綻放。沒有任何老師能夠用強迫的方式使一個弟子開悟，也沒有任何人能夠以強迫的方式讓一朵花綻放。

身為草藥師，多年來我一直以花入藥。那些在適當的時節（土壤已經就緒時）被種下的花，不僅顏色比較鮮豔，藥性也比較強。用那些生命力旺盛的花朵提煉而成的精油，除了會散發迷人的香氣之外，也富含具有療效、有益人體的植物荷爾蒙和化合物，可以用來入藥。最快速、最容易獲得精油療效的方式就是用聞的。你可以把精油裝在瓶子裡直接嗅聞，或買一個擴香器（不需要很貴的），讓室內充滿精油的香氣。

芳香療法確實可以緩解噁心的症狀（我甚至曾看過一位腫瘤學家做過這樣的建議）。此外，我也發現精油可以減輕焦慮的現象。薄荷、生薑或小荳蔻對噁心的症狀非常有效。薰衣草、香蜂草和橙花精油則有助安撫焦慮情緒。我每次去做化療時都會攜帶橙花精油。嗅聞它的香氣可以幫助我保持平靜。

- 你可以試著用自己挑選的精油來進行芳香療法。大多數城市都會有一些健康食品店或店鋪販售各種精油。
- 如果你知道哪些香氣對你特別有效，就可以發揮你的創意製作專屬於你的複方精油。

- 你可以把你的專屬複方精油裝在一個小瓶子裡隨身攜帶，以便在必要時隨時使用。
- 購買精油時，要仔細閱讀上面的成分標示，因為有些公司可能會用比較便宜但沒有藥效的成分來稀釋精油。最好的精油是來自植物的百分之百純精油。

中醫主張要影響一個人的心靈最直接的方式便是透過五官。這可能是為什麼大多數宗教殿堂都有音樂（聽覺）、彩色玻璃或美麗的藝術品（視覺）、焚香（嗅覺）、禱告用的椅子或靜坐用的墊子（觸覺）以及食物或酒（味覺）。**當你用到你的五官時，就會跳過腦袋的思考，直接進入身體的感覺。**所謂「吃（用）什麼，補什麼」。植物的「精華」彷彿也和我們內在的「精氣」連結。

芳香療法無須透過語言或頭腦，就可以影響你的身體和情緒，並且讓你的心靈平靜下來。當你專注覺察那香氣以及它轉瞬即逝、相依相生的特性時，就是你練習臨在和正念的機會。除此之外，當你把心思完全放在某一種感官上時，會感到比較平靜放鬆。你可以試試看在靜坐時運用芳香療法，自己體驗看看！

找個時間停下腳步，聞一聞玫瑰……或生薑……或薰衣草……

61 試著不要記住我說的話／可以增長記性的食物

曾經有一個禪師囑咐他的弟子：「你們要忘掉我所說的每一句話。」

語言本身並沒有什麼價值。這位禪師希望他的弟子能夠發現自己真實的本性。他們必須採取行動，而不是緊抓著師父的話語不放。

我們是一個什麼樣的人？這要看我們如何把聽到的話付諸行動。

如果你有所謂的「化療腦袋」，你可能會很容易忘記別人說了些什麼，當然也可能會忘掉自己什麼時候該做什麼事。

化療可能會使我們變得迷迷糊糊的，腦筋不太清楚。每當我忘記自己要說什麼時，就會提醒自己這一點。此外，化療也會使我們貧血，因而讓我們變得更加迷糊。這真是雙重打擊。

等等，我剛才講到哪兒啦？

如果你老是忘記你把東西放在哪裡，或記不住很明顯的事實，那你可能也有了「化療腦袋」。有一個方法可以克服這一點，那便是：吃若干種類的食物。有一些食物可以在你進行化療時幫你補血：

- 青花菜、羽衣甘藍、綠葉甘藍、高麗菜、球芽甘藍和芝麻菜等綠色蔬菜，都是能補血且容易買到的好蔬菜。
- 莓果也是，但攝取量不宜過多，因為它們含有很高的糖分。但你可以和堅果類一起吃，以抵消那些糖分所造成的影響。
- 自由放養（或有機）的紅肉和肝臟也有助補血，但由於這些食物含有較多的銅或鐵，因此並不一定適合每個人。如果你為了補充營養而想多吃些肉，最好請教一位好的營養師。

無論如何，如果你每天都能吃大量的蔬菜和少量的莓果，這對你一定沒有壞處。更何況大多數蔬菜和莓果都能抗癌。

這些食物中的營養成分可以幫你補血，或許可以讓你記得自己什麼時候該去哪兒。

如果你補充了這些食物之後，腦袋仍然不是很清楚，就試著在手機上設定鬧鐘來提醒你，或者把重要的事項寫下來，以免之後必須向人道歉。

62 良藥苦口／服用適合你的中藥

「良藥苦口。」

中文裡充滿了這類的四字成語。任何曾經看過中醫的人都知道好的藥嚐起來可能有多苦。如果你在癌症治療期間想要服用中藥，一定要找有執照的中醫。我看過太多病人花太多錢買一些根本不適合他們體質的中藥來服用。有的中藥廣告做得很好聽，但實際上並沒有什麼效果。

一位有執照的中醫能針對你的情況為你開處方，以降低癌症治療的副作用，幫助你提升能量，促進消化狀況，並改善情緒。我在整個治療期間一直都有吃中藥。它們對我的幫助很大。多虧了這個中藥方子（我一天服用幾次），我做的那些癌症治療的副作用都比我預期的輕很多。

要記住，食物也是藥品！如果你無法找到中醫，就從你所吃的食物開始著手吧。吃起來有苦味的藥草和食物能夠促進肝臟的功能。據說味苦的食物可以溫和的淨化身體，有助排毒。有些食物（例如蒲公英的葉子）既是蔬菜也是藥草。蒲公英葉吃起來很苦，中藥用它們來溫和的「清除血中毒素」，對於過度疲勞的肝臟很有助益。

在癌症治療期間，食用蒲公英葉等藥膳是很安全的。這些藥膳富含多種有益健康的維生素和植化素。在做沙拉或炒菜時，試著加些蒲公英葉。記住，這些葉子非常苦，所以你要先嚐嚐味道，再決定要加多少。

越苦的食物越好，但只要吃一點點就很有效了。

蚊子上鐵牛／帶一些食物出門

63

「蚊子上鐵牛」是中國禪宗的一句老話，意思是指一個人在從事一項毫無用處的活動。

請想像一隻飢餓的蚊子試著在一隻鐵牛背上用餐的情景。可憐的蚊子！牠是不可能吸到任何血的。鐵牛身上根本沒有蚊子可以叮咬的地方。

許多人在罹患癌症之後，可能會覺得自己就像那隻蚊子：在外面四處找不到可以吃東西的地方。大多數人在罹患癌症之後，都會改變自己的飲食，對食物的選擇更加謹慎。比方說，我們可能會想多吃一些水果和蔬菜，或少吃一些垃圾食物、少喝一點汽水等等。如果你嘗試吃得很健康，你可能會發現當你出門旅行或無法在吃飯時間回到家時，要好好的吃一頓飯有多麼困難。在某些城市裡，當你想找一間販賣健康食物的餐館時，會覺得自己好像鐵牛背上一隻飢餓的蚊子。

你不妨養成一個習慣：當你事先知道自己要出門而且到時肚子會餓，就隨身攜帶一些食物。我在化療期間發現：如果我一天能多吃幾餐，胃腸就會比較舒服。我認識的癌症病患都是如此。如果你以前從不曾這麼做，現在就應該開始養成這個習慣，因為當你有噁心或胃灼熱的現象時，一定會比從前更常想到食物。

就從你每週的採買清單開始吧。你不妨盡量多買一些你所能想到的健康點心，例如加了葡萄乾或莓果乾的無糖堅果、全麥餅乾、鷹嘴豆泥，以及加了杏仁或花生醬的蘋果。說不定你也可以找到品質還不錯，而且含糖量不會太高的什錦早餐穀片或穀麥塊。但要選擇那些每塊含糖量低於五公克的。如果你能找得到也買得起，就選擇有機食品，以避免吃到不必要的化學物質。

你可能會發現：當你在吃複雜的碳水化合物或蛋白質時，如果能同時攝取一些有益健康的脂肪，就可以維持比較長久的飽足感。用炒過的自由放牧雞蛋、酪梨和一點橄欖油做成的全麥三明治，可以讓你維持長時間的飽足感。烤過、並且塗了花生醬的全麥土司也是。你可以事先把這些東西做好，然後帶出門。

如果你沒有隨身攜帶手提包或袋子的習慣，或許可以在出門時揹個背包或書包，以便盛裝那些健康點心。

這樣，無論你到哪裡，都會有東西可以吃。

64 扎根針吧！／針灸讓你舒服一些

石頭禪師曾說：「言語動用勿交涉。」
又說：「這裡針劄不入。」

石頭禪師的意思是：沒有語言文字可以傳達開悟的經驗。那是觸摸不到、沒有形體的。生命中有些事物難以用語言形容，有些現象無法用文字捕捉。

同樣的，我們也無法以語言文字描述我們體內的生命能量，也就是中醫所謂的「氣」。它同樣是觸摸不到、沒有形體的。「氣」就是能量。中醫認為「氣」就是在我們體內四處流動、支撐並維持我們生命的能量。「氣」會流經我們體內的特定穴道。如果以針灸的方式刺激這些穴道，就可以讓我們「清心安神」。所謂的「心神」就是我們內在最難以用言語描摹的部分，是我們的心靈要「覺悟」的本質。

然而，氣和石頭禪師所指的開悟境界不同。它是可以讓你把針扎進去的！當你做針灸時，醫師會用扎針來增強、減弱你的氣，或者讓你的氣流動，以促進能量的平衡和身心的健康。針灸的效果因人而異，但大多數人在做完針灸後都會覺得舒服一些。

我要特別聲明一點：我個人在這方面有一些先入為主的成見。多年來，我不但為人做針灸，本身也持續接受針灸治療，而且屢屢看到它發揮了不可思議的效果。有許多很有水準的研究都顯示：針灸能夠緩解癌症療法的副作用。如果你有興趣進一步了解針灸療法，可以看史帝芬・薩加（Stephen Sagar）的著作《恢復和諧》（*Restored Harmony: An Evidence Based Approach for Integrating Traditional Chinese Medicine into Complementary Cancer Care*）。書中提出了許多很容易理解的概念，也有關於針灸的一些研究。

我在接受化療的前一天、當天或過後的一兩天都會針灸。這可以幫助我減輕噁心、疲憊和腸胃不適的症狀，並且讓我心情平靜、身體放鬆。對我來說，光是身心放鬆這一點就很值得了。誰不需要有益健康的深度休息呢？

要找到一位好的針灸師，最好的方法就是問你認識的人，請他們為你推薦。

如果能請中醫師針對你個人的狀況，為你做一對一的針灸治療是最理想的，因為這會讓你有更多的時間和中醫師相處，讓他能更深入了解你病況的複雜性與特殊性。不過，如果你有金錢方面的考量，或者有好的推薦，也可以試著在你家附近尋找針灸師，找到比較便宜的針灸治療。

如果你現在心裡想著：「才不呢！我怕死扎針了！」請你再考慮一下。幾乎每一個人去做針灸的時候都很害怕扎針，但針灸所用的針頭就像頭髮一樣細，基本上是不會痛的，不像是去醫院打針那樣。

這是屬於「試試看！你會喜歡的！」的療法之一，值得你離開舒適圈去嘗試看看！要扎根針嗎？好的，謝謝！

65 燒佛取暖／讓自己保持暖和

鄧州丹霞山天然禪師，曾到洛東慧林寺，因天寒，遂取殿中木佛，燒之取暖。

天然禪師這項舉動被認為是褻瀆神佛之舉，把眾人都嚇壞了，簡直不敢相信禪師會把一尊佛像給燒了。但他們的見解不如禪師那般深刻，因為他們只看到佛像，沒有看到木頭。

當時天然禪師已經快要凍壞了，因此在他心目中木佛就只是一截木頭，可以讓他取暖而已。他看到了木佛形體之下的實質，並且敢於打破世俗的規矩，以一種自發的、具有禪意的方式因應困境。

白雲守端禪師曾說他的四願是：「飢來要吃飯，寒到即添衣。困時伸腳睡，熱處愛風吹。」他明確的表示他也會怕冷，而且不會不好意思多穿點衣服來保暖。這點我很喜歡。這真是一個很棒的誓願。

如果你的體重減輕了，或者你正在服用某幾種藥物，可能會比較怕冷。你或許會覺得老是穿那麼多衣服看起來有點奇怪，但當你開始感覺有點冷的時候，記得一定要保暖。你要學習禪師的做法，毫不猶豫的做你該做的事！你不妨這麼想：當我們覺得冷的時候，我們的身體必須耗用額外能量來保持溫暖。就我個人而言，我寧可用這些能量來療癒自己！

- 讓身體保持溫暖最好的方式之一，就是讓脖子不要受涼。所以，你可以在袋子或車上放一件好看的高領毛衣、一條圍巾或圍脖，以備不時之需。
- 如果你不住在南佛羅里達州或墨西哥，你也需要一頂溫暖的帽子。
- 醫師也建議癌症病患保持手腳的溫暖，因為這會有助減輕神經性病變。
- 當你的身子寒冷的時候，護士比較不容易找到血管。這時你可以問醫師是不是有會立刻發熱的暖暖包。你甚至可以請醫護人員幫你訂購（這東西很便宜）。在打針前，先把暖暖包放在你的手肘彎曲處（或其他任何地方）。這個方法對我和其他癌症病友都很有效。

此外，我也發現在做化療時，把一個暖暖包放在打點滴的地方，會讓你感覺那些流進體內的液體不會冷得難受。你會感覺舒服一些，而且暖暖包的溫度也有安撫的效果。

當你感覺寒冷的時候，可以利用這個機會把你內在的禪師召喚出來。讓他不假思索、乾脆俐落的把該做的事情做好。

就像我的母親在我出門前經常說的：「如果你不確定，就帶一件毛衣吧！」

66
蜜蜂不回老巢／挺直，看得更清楚

過去是一個美好的地方，可以偶爾去拜訪，但不能住在那兒。老巢就是老巢——已經不屬於現在了。

當一位禪師提醒你「蜜蜂不回老巢」時，他是在告訴你該是向前看的時候了。當然，他也可以說：「那些都過去了！」可是這樣就沒那麼詩意了。

我們應該想一想：當我們陷入了泥淖或心情低落時，這樣的心態對我們有多麼重要。在眼前這個時刻，回想過去的事情對我們有什麼好處呢？我們的目標應該是致力於現在，同時也為了將來而努力。如果你能充分活在當下，你會更加樂觀，也會對未來更有信心。我們可以在身體上做些什麼，才能讓自己更活在當下，並保持積極正向的心態？

加州聖安瑟莫（San Anselmo）的松樹街診所（Pine Street Clinic）有一位精通癌症的中醫麥可・布洛夫曼（Michael Broffman）。有一次，他針對這方面的問題給了我一個很好的建議。他要我注意自己的姿勢，並且盡可能把身子挺直。就身體上來說，這可以使我們把前方看得更清楚。**就能量上而言，這樣的姿勢會讓我們在無形中發出一個訊息：我們還有很多地方要去，還有很多人要見**。換句話說，我們的人生是有計畫、有目標、有未來的。

- 無論行、坐、住、臥（這是佛教用來練習正念的四種姿勢），都要注意自己的姿勢。這可以幫助我們更覺察當下，並培養積極正向的心態。
- 仔細注意自己的姿勢，看看是否有肩膀下垂或彎腰駝背的現象。
- 把背挺直，讓你的身體舒服自然的成一直線。
- 無論坐或站，都要讓自己看起來好像要做什麼似的。

你坐得越正、站得越直，就看得越遠。你可以試試在坐和站時把身子挺直，看看有什麼不一樣的感覺。你一定會很驚訝。在站著的時候抬頭挺胸，我們就可以展望前程，並放下對過往的眷戀。

67 天在上，地在下／享受大自然

「天在上，地在下。」

禪宗這句話說的應該是大家都知道的常識，但有時我們因為忙於日常瑣事，並沒有注意到這些常見的事物有多麼神奇美妙。你有多久沒有到戶外去，好好的看看藍天、看看大地了呢？無論住在哪兒，我們出去外面時，總會有美麗的風景可看。而且，當我們開始留意周遭的環境時，或許就會得到一些啟發。**出去走走看看，可以讓我們暫時擺脫自己的腦袋**。這是大多數人都很需要的。

你可以做一件很「激進」的事：離開電腦，放下手機，穿上運動鞋，到戶外去體驗大自然！即使你住在大城市，仍然可以體驗到美好的自然風光。比方說，紐約市的櫻花季就美極了。每到櫻花綻放的季節，中央公園的某些地方簡直就是一處由花瓣妝點而成的仙境。

住在舊金山這麼些年，我已經被寵壞了，因為這裡的天氣溫和，一年四季都可以外出，我就算懶得出門也沒有藉口可以待在家裡。既然住在這樣一個地方，我便盡量定期到海灘和森林裡走一走。你呢？你那裡有什麼樣的自然風光？

即使你住的地方並非終年氣候溫和，當好天氣時，請你離開座椅，走到戶外去呼吸一下新鮮空氣！無論結果如何，當你回到家的時候，你的電腦還是會在那兒等著你的。

改變一下環境對我們的身心都有好處。如果去的新環境裡有綠樹、鮮花或浩瀚美麗的天空，那就更棒了。身為地球的居民，我們真的很有福氣，無論住在哪裡都有美景環繞。你是不是已經有好一陣子沒有出門看看風景、享受大自然了呢？

我們應該都曾有沉浸在大自然的美景中，聽著鳥語啾啾、溪水潺潺以及風聲颯颯的經驗。如果今天天氣很好，就請你離開電腦，走進大自然吧！

現在正是你去「檢查」一下是否天在上、地在下的時候了。

68 既非山羊，也非獵狗／享受巧克力（是的，巧克力）

趙州禪師曾經告誡他的弟子：「不要像山羊和獵狗一樣。」

山羊和獵狗永遠在覓食，而且無論找到什麼都會放進嘴裡。如果你做了一陣子的化療，或吃了一陣子的抗癌飲食，那你大概有好一陣子不曾像山羊或獵狗一樣了。

我很愛吃。雖然我不是很熱愛甜食，但我發現要找到一種既可以滿足我的胃口、又符合我那嚴格的抗癌飲食原則的甜點，是很不容易的一件事。不過，我還是找到了。你不一定要馬上跟我說謝謝，但以後你一定會感謝我的。為什麼？因為那個東西是：美味的巧克力！

是的，巧克力！說得具體一點，是不加牛奶的黑巧克力。巧克力含有類黃酮和前花青素。這兩種都是有益人體的抗氧化物。綠茶中的兒茶素和紅酒中的白藜蘆醇也是屬於類黃酮家族。牛奶巧克力和荷式可可所含的類黃酮素較少。因此越黑的巧克力對你的健康越有好處。

- 要買那種含糖量很低、可可含量很高（百分之七十以上最好）的巧克力。
- 可可含量越高的巧克力越苦。你可以先嚐一嚐，看什麼比例最適合你的口味。
- 巧克力棒通常含有精製糖，所以你一定要看清楚標示，以免買到含有一大堆糖的產品。
- 一次只能吃一點（幾小塊，而不是一整條）。剛開始時，這可能不太容易做到，但你可以把吃巧克力這件事當成一種培養自律能力的練習。一旦你逐漸習慣每天只吃一點點，以後就會變得越來越容易了。
- 如果你抗拒不了巧克力的誘惑，或許最好還是完全不要吃。

你可能會很驚訝的發現優質的巧克力有多麼美味、能吃上幾口這樣的巧克力又是多麼令人滿足的一件事。而且，這並不會讓你變成一隻山羊或獵狗。

鹽的滋味／有益健康的湯品

69

一個和尚問佛鑑禪師：「達摩為何從西方前來？」佛鑑禪師答道：「如果你嚐了醋，就知道是酸的；嚐了鹽巴，就知道是鹹的。」

和尚的問題，表面上是和達摩將佛教禪宗從印度傳來中國有關，但其實他真正想問的是：「禪是什麼？」禪師不願用言語說明那無可言傳的道理，因為「道可道，非常道」。此處，禪師是要讓和尚明白，只有在親自實證開悟的境界之後才會知道答案。

同樣的，我也可以告訴你味噌湯有多麼可口，但如果你不曾親自品嚐，就無法真正明白我的意思。味噌有一股濃郁的鹹味。喝味噌湯會讓你的胃很舒服。你或許曾經在日本餐廳裡喝過這種湯，但在家裡自己做其實比你想像的容易。不過，這也得你自己親自動手做過之後才會知道。

味噌湯裡含有許多有益健康的營養素。味噌是日本人用發酵的大豆、米飯和海鹽所製造出來的一種糊狀的醬。大豆或許不見得適合所有人食用，但在經過發酵後會變得較容易消化，對身體也更加有益。如果你不能吃大豆，也可以找到用其他豆類做成的味噌。

你可以在亞洲市場或健康食品店的冷藏部門找到品質最好的味噌。一般商店所賣的那些沒有冷藏的味噌，最好不要買。冷藏的味噌還是活性的，並且充滿了有益健康的益生菌，例如乳酸菌等等。這些菌種可以幫助消化。此外，味噌也含有好幾種異黃酮、抗氧化物和礦物質。無論你是不是癌症患者，這些物質都對你很有幫助，可以讓你更健康。

日本人習慣用味噌來幫助身體排除重金屬。中醫則認為味噌的鹹味對腎臟很好。此外，味噌也是鹼性的食物，而且有研究顯示味噌的鹹並不會使血壓升高。

在煮菜時，只要放一點點味噌，效果就會很好，所以它算是很經濟實惠的健康食品。市面上有各式各樣的味噌。通常顏色越深的，風味越濃烈。所以你不妨先從白味噌或紅味噌著手，之後再嘗試顏色較深的產品。

這裡有一個很容易做的基本味噌湯食譜：

- 把一兩根青蔥、一顆紅蘿蔔和一些高麗菜切碎。
- 在鍋中放入足以蓋過蔬菜分量的水，放在爐子上，開中火。
- 把切碎的蔬菜放進去。
- 加入一些海帶（兩片裙帶菜或兩大撮鹿尾菜）。
- 把湯煮滾，直到蔬菜熟了、海帶軟了為止。
- 把湯分裝到幾個碗裡。
- 在每一碗湯中放入大約一茶匙的味噌，並靠著碗壁壓一壓，讓它溶入湯中。

好的味噌最好不要煮滾。如果你是第一次煮味噌湯，一開始最好少放一點味噌，如果覺得不夠，再慢慢添加，直到你覺得對味為止。以上這份食譜只是基本的味噌湯，你還可以再加上切碎的豆腐或麵條。

味噌湯就像是日本的雞湯。它對我們的靈魂和肚腹都有益處。

70

龍口／滋潤你的口腔和嘴唇

天衣禪師曾說：「無手人能行拳，無舌人解言語。忽然無手人打無舌人，無舌人道箇甚麼？」

這是典型的禪宗腦筋急轉彎之一。一個沒有舌頭的人怎能說話？一個沒有手的人怎能揮拳打人？有時最好的答案便是沒有答案。但沒有答案，你要如何回答？沉默以對，或者甚至大聲吼叫。

丹霞禪師曾經要弟子真歇說明他聽到禪師說了什麼佛法，藉此試探他是否已經真的了解。真歇卻沉默不語。對此，禪師讚許的說道：「你已經有所見了。」

在禪宗看來，語言沒有什麼價值。體驗和洞見更勝於文字和描述，因此「聽其言不如觀其行」。我告訴你這一點，是因為當你的嘴巴變得很不舒服，無法和別人閒聊時，你不妨記住這句話。

在接受癌症治療時，我們可能會感覺嘴巴裡好像長出了鱗片、非常粗糙，而且疼痛。這個現象並沒有很多人談到，但許多癌症病患在治療期間都會遇到這方面的問題，除了口腔和舌頭很痛之外，嘴唇也乾裂灼熱。因此這段期間，我們的嘴巴看起來可能就像龍口一樣。

我曾經和一位朋友一起做化療。化療開始後，我們兩人的嘴唇都嚴重龜裂。當時我們經常會互相比較，看誰的情況比較糟。有些癌症病患的症狀是嘴巴或舌頭疼痛，有些人則是嘴唇乾得可怕，而且還會脫皮。

如果你的嘴巴疼痛，不妨嘗試採取以下這幾個方法：

- 每天用鹽水或蘆薈汁漱口幾次。
- 用含有鹽巴和小蘇打的牙膏刷牙。這種牙膏或許聽起來很奇怪，而且味道也不太好聞（尤其是你已經習慣比較芳香的牙膏了），但它確實有效。
- 我發現如果每天經常漱口和刷牙，口腔清潔的效果就會很好。
- 如果可能，要盡量避免搽那些含有薄荷、橄欖油或椰子油的護唇膏，因為它們會使你的嘴唇更加疼痛敏感。

- 富含乳油木果油或荷荷芭油的護唇膏，在這方面特別有效。金盞花和維生素E也有助修護嘴唇。
- 為了讓護唇膏的效果比較持久，你在擦了護唇膏之後，可以再塗上厚厚的一層凡士林。
- 外出時，記得在平常擦的護唇膏之上，再擦一層防曬係數較高的唇膏。這兩者加起來的效果比單獨使用其中一種更好。況且嘴唇被曬傷是最痛的。
- 多喝一些茶和其他的液體，也可以使你的口腔和嘴唇不會那麼乾燥。

你可能要做些實驗才能知道什麼東西最能舒緩你「龍口」的不適。就像禪宗的公案一樣，這個問題並沒有放諸四海皆準的正確答案。事實上，在大多數時候，最好的方法就是閉上你的嘴巴，享受沉默的滋味。

71 一粒米／聰明料理

當溈山禪師發現廚子不小心把一粒米掉在地上時，便指出：「這一粒米可以生出千萬粒米。」

溈山禪師這話聽起來似乎是在責怪那個廚子（可能也真的有一點點這樣的意味），但其實他說的是：即使像一粒米這麼小的東西也是很珍貴的，而且有可能發揮很大的作用。一粒米中可能包含了整座稻田。當我們設法對抗癌症並且照顧自己的身體時，一定要記住再簡單的食物（就像米飯）都可能會對我們的身體有好處，因此我們要充分加以運用。

蔬菜炒糙米飯，是我們所能做的最簡單、最營養的料理之一。因為簡單，所以如果親朋好友想要做飯給你吃，你就可以點這道菜。在做這道菜時，除了用大量各種顏色的蔬菜之外，也可以加上一些蛋白質，讓它的營養更加均衡。我喜歡在這道炒飯中放一些烤過的堅果（例如胡桃或杏仁等），用來添加酥脆的口感和一點健康的脂肪，這樣會讓人更有飽足感。如果能淋上一些和風柚子醬，味道會更好。

事實上，糙米並不容易消化（但很少人提到這一點）。我的把脈老師布萊恩・拉佛吉（Brian LaForgia）指出，糙米飯對胃部的神經不利，因為它含有植酸，可能會妨礙身體吸收米飯中的礦物質，並且具有抑制消化酶的作用。白米飯就沒有這個問題，但它缺少糙米所具有的營養素和纖維質，而且吃白米飯對血糖也比較不好。

要對付糙米飯中惱人的植酸，最好的方法就是把糙米浸泡過夜。如果在泡糙米的水裡加一茶匙左右的蘋果醋，就會讓煮出來的米飯更容易消化、顏色更亮、質地更軟。在煮大多數穀類和豆子時都可以使用這個方法。這些穀物和豆類在經過長時間浸泡後，會變得更有營養，也更容易消化。

你在網路上可以找到許多有關糙米的食譜。它可以做成早餐吃的粥，也可以當作晚餐的主食。你可以選擇那些看起來最容易做、也最可口的食譜。

你只要開始在膳食中加一些營養素和纖維質，就可能會為你帶來很大的好處。就像一粒米一樣……

72 道火／緩解胃痛

雲門禪師曾說：「若是得底人，道火不能燒口。」

不過，若是「得癌人」，事情可就沒有那麼簡單了。當我們「道火」的時候，很可能是因為藥物引起的「火燒心」，也就是胃灼熱！就算我們在治療前沒有胃病，一旦治療開始，很可能也會碰上這個問題。幸好有一個很簡單的方法可以預防火燒心，並解決胃脹氣、打嗝的問題。

千百年來，甘草一直被用來治療火燒心，乃至輕微的潰瘍。甘草這種藥草和你可能在糖果店裡看過的那種紅、黑雙色的甘草糖是不一樣的，後者甚至不含任何真正的甘草。當然，有一種黑色的甘草糖，真的含有甘草，但其含量仍然不足以產生我們所希望的藥效。

市面上有販售一種解甘草甜素（deglycyrrhizinated licorice，簡稱DGL），你可以在健康食品店裡找找看，最好是嚼錠的型式。這種甘草萃取物已經將甘草中一種天然化學成分「甘草苦質酸」去除了，因為這種成分如果攝取過量會使血壓升高。

在進食前大約十五到二十分鐘，先嚼兩、三粒解甘草甜素。它們的味道雖然不是很好，但非常有效。我試過這個方法後，一、兩天之內我的「火燒心」現象就停止了，而且從此就沒有復發。現在我偶爾也會服用一些甘草作為預防。解甘草甜素唯一的副作用就是吃過之後，嘴巴裡會留下一種奇怪的味道。但對我而言，這總比「道火」好。

如果解甘草甜素無法解決你的「火燒心」現象，你可以請教附近的中醫或你的醫師。要注意的是：許多治療火燒心和潰瘍的藥物也可能會導致便祕。不過，天然的蘆薈汁可以同時緩解火燒心和便祕的症狀。

73 汝得我髓／煲湯和燉菜

將禪宗帶到中國的傳奇禪師達摩，在回到印度前要弟子們說一說他們對禪的理解。有三名弟子輪流說了看法，但另一名弟子慧可只是走上前來，深深的一鞠躬，便回到座位上。後來達摩分別對那三位弟子表示：「你已經得到我的皮。你得到了我的血肉。你得到了我的骨頭。」輪到慧可時，他說：「你得到了我的精髓。」

既然提到這個，就讓我們來談談髓吧。慧可既然已經得到了禪的精髓，那我們就改談那些可以吃的「精髓」。我感興趣的「精髓」是我們的食物中的精華。你如果把食物長時間用小火燉煮，就可以得到它的精髓。

如果你一直吃不下東西，或吃了以後很不容易消化，那麼燉煮的蔬菜湯或骨頭湯（如果你不吃素的話），就是最適合你吃、也最容易消化的食物之一。自己做的燉湯很有營養，也特別容易消化。燉湯裡的湯汁，含有各式各樣容易被身體吸收的蛋白質。如果你用骨頭來燉湯，則湯汁裡面也會有軟骨素和葡萄糖胺，而這兩者都是市面上販售可以改善關節疼痛的營養補充品（你看，這些錢你都可以省下來！）。另外，湯中的膠質可以幫助消化，並促進人體分泌各種消化液。

用小火慢燉的方法可以分解食物，使它變得很容易消化。當然，這種煮法會讓你損失一些維生素，但可以把食材中的精髓釋放出來，變成一鍋很營養的燉湯或燜菜，所以還是能提供很多的維生素。

- 原則上，燉湯的材料應該包括一、兩種綠葉蔬菜（大白菜、高麗菜、羽衣甘藍、綠葉甘藍等等，以提供維生素）、幾小片海菜（裙帶菜或昆布，以便獲取礦物質，但這些燉過的海菜可吃可不吃）、洋蔥和胡蘿蔔（以增加維生素並提供甜味）。你也可以加上任何你喜歡並且覺得好吃的東西。
- 根據你自己的口味，添加一些藥草或香料。
- 選擇一種蛋白質（豆腐、雞肉或魚肉——豆子可能比較難消化）。
- 如果你願意，也可以加上一種穀類（例如米、藜麥或大麥）。

- 把所有食材都放在鍋裡，加入冷水煮沸，然後把火關小，慢慢燜煮，並利用這段時間做一些好玩的事。
- 如果煮的是素湯，要燉四到六小時。如果湯裡有動物性蛋白質和骨頭，則可以燉十二到十八個小時。如果不煮湯，可以把食物放在燉鍋裡慢慢燉十二到二十四小時，就可以做成很容易消化的燉菜。
- 如果要做燉菜，應該用比較耐煮的蔬菜（例如根莖類），否則那些蔬菜會變得爛爛糊糊的，看起來不好吃。
- 至於每一種食材的分量應該要放多少，並沒有一個標準，你得自己試看看。

我喜歡在湯裡加上味噌，讓它更有營養。你也可以加上椰奶和味道比較清淡的咖哩粉，讓湯具有印度風味。或者你也可以在燉菜裡加一坨青醬（在燉好了以後），以增添義大利風味。有些人會先把湯裡的蔬菜濾掉，或者用食物調理機打碎，覺得這樣喝起來更方便。無論如何，你要看看哪一種方式是你最能夠吃得下去的。

從中醫的觀點來看，根據「以形補形」的法則，這類燉湯和燉菜也有助滋養你的骨髓。我們或許永遠無法得到禪的精髓，但食物裡的營養卻是我們很容易獲得的一種精髓。

74 抓兔子的方法／跳跳床讓你更健康

禪宗用來形容一個人的做事方法不太聰明，那便是：守株待兔。

看了這句話，我們不得不好奇究竟有多少兔子是用這種方法抓到的。事實上，如果你仔細想一想，我們其實或多或少都有這樣的傾向，只是每個人的方式不同罷了。我們往往會坐在那兒空想，等著某件我們想要的事情自動發生，卻不採取必要的行動。比方說，你或許一直都認為運動是一件很棒的事情，但問題是健身房並不會自動跑到你家來。

禪宗這句話是要鼓勵我們主動去追尋我們想要或需要的東西，而非無所事事的坐在那兒，希望它會自動送上門來。研究顯示，平常有運動習慣的癌症病患接受治療的效果比較好，整體的狀況也較佳。運動是改善心情、強化心臟、促進消化和排泄的絕佳方式。尤其是在化療當天以及過後幾天，如果你有足夠的力氣可以做些運動，會對你很有幫助，因為運動有助化療藥物的循環，讓它到達你的全身。如果你一直想做運動，但到現在都還沒有開始，或者你沒有什麼動力去做運動，那麼你可以考慮做一種你可能從來沒想過的運動：那便是「彈跳運動」。

我很喜歡彈跳運動。它是一種有助強化心血管的重要運動，特別適合在天氣不好、無法出門活動筋骨的時候做。「彈跳運動」是專業的術語，其實它的意思就是在一張堅固的小跳床上跳來跳去。你在彈跳的時候雖然抓不到兔子，但那跳上跳下的動作卻能滿足你心裡的那隻兔子。

市面上有許多廉價的迷你跳床，但這些跳床如果拿來做固定的運動是很危險的。我建議你花多一點錢買一張品質良好又很耐用的跳床。你可以在網路上或你家附近的健康和體育用品店，找到各式各樣的跳床。

彈跳不會對關節造成太大的負擔，也不太需要什麼技巧。更棒的是，彈跳對你的身體有很大的好處，能夠促進整個淋巴系統（這是免疫系統的一部分）的循環與淨化，幫助身體排出毒素和細胞的廢物。此外，彈跳運動也可以強化及鍛鍊幾乎全身所有的肌肉，並增進心肺功能。

跳床買來時都附有說明書，有時還會有ＤＶＤ教你如何正確的使用。你在開始使用之前，一定要先看過說明書才行，而且或許要試個幾次，才能在跳躍時保持身體的平衡以及肢體的協調。我喜歡在跳跳床時播放一些音樂，跟著節奏一起跳，感覺幾乎像是在跳舞一樣。在跳起來的時候，我會把膝蓋抬得高高的，盡情的伸展鍛鍊，並且把雙臂舉高，以達到強化手臂肌肉的效果。

走到戶外與大自然交流當然很重要，但有時天公卻不作美。這時，如果我們有一張跳床，就可以放點好玩的音樂，自己愛怎麼跳就怎麼跳，不至於呆坐著看窗外的雨景或雪景。

有了跳床之後，即使天氣很糟，我們也可以盡情跳躍，讓自己開心！彈跳運動對健康有很大的幫助。如果你想運動，不妨就從跳跳床開始吧！

75

睡覺禪／獲得充足的睡眠

百丈禪師進入禪堂，看到黃檗已經睡著了，而另外一個和尚則端端正正的靜坐。禪師因此讚美黃檗的禪，並斥責那個正在靜坐的和尚。

黃檗的祕訣是什麼？他只不過是能夠睡得深、睡得熟罷了，除此無他。他沒有在「試著」做任何事，純粹只是在睡覺而已。而那位正在靜坐的和尚則是很努力的在做著某件事，而且可以看得出來的。就禪而言，能真實的表現自我勝過遵守任何儀式。

睡覺攸關我們的身心健康。當我們睡覺時，身體會分泌有助清理廢物、修護受損細胞的荷爾蒙。此外，睡眠的好壞也會直接影響我們的心情與能量，以及我們體內「飢餓素」和「瘦體素」的濃度。這兩種荷爾蒙（它們的名字還真可笑！）會分別引發我們的飢餓感和飽足感。因此，如果睡眠不足，食欲將會受到很大的干擾。

如果你很不容易入睡，可以試著在上床前三十分鐘泡個澡。泡澡時要在水裡放多一點瀉鹽，並加入能讓你心情平靜的香氣。如果你趕時間，可以把長褲捲起來，光是泡腳（膝蓋以下的部分）。當你把下半身泡在熱水中，你身體的熱氣和能量會從腦袋往下走，這會幫助你放鬆。

如果想讓自己安然入睡，可以試著躺在床上做以下的觀想：

- 想像你正躺在沙灘上，頭頂朝著大海。
- 做幾次深呼吸，把氣吸到腹部。
- 呼氣時，想像溫暖的海浪逐漸沖過你的全身，從頭部、頸部、肩膀、軀幹，一直到你的大腿、小腿和腳掌。
- 放鬆身體，再次深深吸氣，想像一波新的海浪正在形成，並朝著你的頭部湧來。
- 呼氣時，想像又一道溫暖而令人放鬆的海浪流過你的全身，帶走你身體和情緒上所有的壓力。
- 重複以上這些步驟，直到你睡著為止。

觀想要有效，祕訣就是身心必須一致。當你把呼吸調得更自然、更深沉時，你要專心想像海浪沖過你的身體後並逐漸遠去的情景。

這樣，你就會很快的開始修你的「睡覺禪」。

76

畫餅充飢／避免攝取糖分

「畫餅不能充飢。」

禪宗這句格言的意思是：閱讀或研究某件事物，並不能取代真實的體驗。閱讀有關禪的文字或談論禪學，並不等於真正的禪修，因為閱讀比實際的修行容易很多。修行需要紀律和不斷的重複。透過實際的修行，我們才能體驗到在書上所讀到的那些好處。

就像靜坐一樣，攝取適當的飲食也需要練習和紀律。幸好我們每天都有許多機會做出正確的選擇。我們可以蒐集各式各樣的養生食譜或抗癌飲食，但如果我們不照著去做，那就像光是閱讀關於靜坐的文章卻從來不曾靜坐一樣，無法親身體驗其中的好處。

事實上，即使我們讀了許多有關抗癌飲食的文章，往往還是很難決定什麼該吃、什麼不該吃，因為各家的理論分歧。但有一件事是癌症專家們都一致贊同的：癌症病人在碰到糕餅時，還是用看的就好，不要吃。這是因為你攝取的糖分越多，你的身體就會產生越多的胰島素。這會促進細胞的生長，包括癌細胞在內。在知道這點之後，我們可能會比較容易有所節制，對著那些糕餅說：「謝謝再聯絡！」

大多數人每天都會攝取到糖分。如果你嘗試完全避免吃糖，會發現這幾乎是不可能做到的事。與其試著完全戒掉糖分，給自己太大的壓力，還不如降低目標，盡量減少飲食中的精製糖含量。如果你已經吃得很健康，也就是說你的飲食是以蛋白質和複雜碳水化合物為主，例如豆類、蔬菜、全穀類和堅果等，那麼你偶爾吃些甜點並沒有關係，甚至可以來上一小塊蛋糕！關鍵在於你要更注意自己攝取了多少糖分，並且在這方面更有節制。

- 就含糖量而言，最好的甜點是那些用真正的水果、堅果和全穀類做的甜點。水果派和用全麥麵粉做的烤酥，比用漂白過的白麵粉和加工過的糖所做成的糕餅更好。
- 市面上有一些天然的、非糖類的甜味劑，其中大家所最熟知的是蜂蜜、楓糖漿和麥芽。就甜度而言，蜂蜜比楓糖漿更甜，而楓糖漿又比麥芽更甜。這三種甜味劑雖然都可以用來替代蔗糖，但用量不宜太多。

- 甜菊糖是百分之百天然的代糖，而且不會造成血糖上升，所以很適合用來加在咖啡或茶當中。市面上甚至有裝在小紙袋裡的甜菊糖，就像小糖包那樣，用起來很方便。
- 龍舌蘭糖漿非常受歡迎，但由於它的果糖含量極高，所以應該避免攝取。攝取太多的果糖會造成胰島素阻抗現象，使得體內胰島素濃度持續偏高，對健康不利。
- 要花時間閱讀包裝上的標示，並注意你攝取的含糖量。你可能會很驚訝：一般被認為是健康食品的穀麥塊，通常都含有很高的糖分。至於什錦果麥片則多半含糖量較低。其實，只要你比較一下包裝上的標示，就很容易減少攝取到的糖分。

要維持自己的身體健康，我們只需要吃一點點的糖就夠了。無論是修行還是抗癌，我們要有進展，一定要養成自律能力，維持有益健康的習慣。建立健康的飲食習慣就像禪修一樣，你越是身體力行，就越能親身體驗其中的好處，並因此更有意願持續下去。到時你將能夠體會並了解：有時我們其實需要「畫餅充飢」。

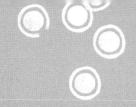

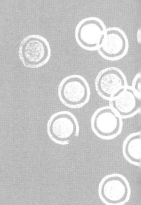

PART

V

氣功自療運動

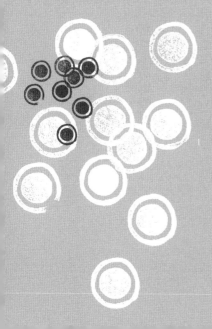

77 滴水穿石／深呼吸，釋放你的恐懼

當我們被診斷出罹患癌症時，難免會充滿恐懼。這種恐懼可能無所不在，並且一直潛藏在表層之下，可能會被某些事件（例如一次電腦斷層掃描）所觸發，也可能在我們最意想不到的時刻悄然降臨。無論如何，恐懼會吸走我們的能量，造成我們的困擾。

然而，如果我們持續採取一些小小的做法，就有可能大幅減輕恐懼，就像水流把石頭磨蝕得圓潤光滑一樣。其中一個做法便是學習釋放恐懼和壓力的技巧。

呼吸是最簡單的一種方式，不但不用花錢，而且隨時可做。呼吸是我們的原始本能，是一出生就有的自然生理反應。**當呼吸變慢時，我們的頭腦就會跟著放慢，肌肉也會放鬆，恐懼和焦慮就會跟著消失**。就生理上而言，一個人不可能在呼吸緩慢而深沉的狀態下還有壓力反應。

練氣功時的深呼吸能夠快速補充我們身體的能量，做起來也很簡單。它是讓氧氣進入血液，運送到全身，供給能量最快速而有效的方式之一。我們吸進去的氧氣越多，身體所能製造的能量也越多。有了這些能量，我們才能過著健康的生活。

這個練習的步驟頗為簡單，做起來也很容易：

- 坐下來。
- 用鼻子慢慢的吸氣。吸氣時，讓你的肚子鼓起，讓空氣充滿整個肺部。
- 用嘴巴慢慢吐氣，好像含著一支吸管吹氣一樣，讓肚子裡的氣消掉。
- 自在的呼氣，速度越慢越好。
- 把平安與寧靜的感覺吸進來。
- 呼氣時，想像自己用嘴巴將恐懼吹出去。觀想恐懼化成一陣黑霧離開身體的情景。
- 如果時間容許，盡可能做久一些。
- 如果你喜歡，可以一邊聽音樂，一邊做這個練習。

如果你每天都做幾分鐘的深呼吸練習，那麼過了一段時間之後，你就能夠釋放心中的恐懼惡魔。你要像水一樣，日復一日的滴著，假以時日，那力道便足以磨損最堅硬的岩石。

吸氣，呼氣。吸氣，呼氣。滴！滴！滴！

78 超乎理解／穴位自我按摩法讓你平靜、助你入眠

生命中有許多問題並沒有令人滿意的答案。比方說：「為什麼是我？」就是其中之一。這個問題很常見，但很少得到令人滿意的答案。就算有了答案，往往也會導致另外一個「為什麼？」，並一直問下去，沒完沒了。我們得到癌症之後，很容易掉進這個死胡同，好幾個小時都出不來。

有時，我們所問的問題從來都沒有得到答案，使我們不得以只好將問題放下。但有時答案

卻會自個兒出現，而且往往是在我們已經放棄的時候。無論如何，當我們苦苦追問著「為什麼？為什麼？為什麼？」，因而無法釋懷時，會變得很容易失眠，心情也無法平靜下來。我們需要打破這「猴子心」的慣性循環，暫時將它放下。

要讓不停分析的頭腦休息下來，我最喜歡用的方法之一便是穴位自我按摩法。這個方法可以讓身心都得到放鬆，很適合在睡覺前做。這也是我們在一天中，拋開所有的煩惱憂慮，專心照顧自己身心的一個機會。它可以幫助我們回到當下，暫時擺脫我們那太習慣分析的頭腦。

我們要按摩的穴位是腳底的「湧泉穴」。這穴道是在我們站立的地方，因此象徵我們在生命中的立場。它顯示出我們的覺知目前所在之處——也就是我們所站立的地方。

- 採取舒服的坐姿，把一隻腳跨在另外一隻腳上，使你的手可以輕易的觸碰腳底。
- 用同側的手緊緊抓住你的腳。
- 用另一隻手的整個手掌（若想省力一些，也可以用手掌根部）使勁的揉搓整個腳底，在腳趾與足跟之間來回按摩。
- 繼續來回揉搓，直到你的手掌和腳底都開始發熱為止。
- 腳底變得溫熱之後，再以同樣的步驟按摩另外一隻腳底。
- 在每一隻腳底上最好都能用力的來回揉搓一百下。

這種按摩隨時都可以做，愛做多久就做多久。

禪宗弟子和癌症病患有一個共通點：兩者都必須面對難以回答的問題。在面對不可知的事物時，我們的反應可能是從恐懼到挫折、生氣、如釋重負，或是轉為超脫、平靜。無論我們多麼擅長解答那些「為什麼」的謎題，偶爾還是需要讓自己休息一下。穴位按摩確實能夠有效的讓頭腦放鬆，讓它暫時脫離「為什麼」的死胡同。

79 猴子吱吱叫／釋放你的憤怒與焦慮

你是否曾經覺得自己像隻猴子一樣，對著你周遭的世界吱吱亂叫？或者，你是別人吱吱叫的對象？還是只有我一個人有這毛病？忠邑禪師曾說這是大多數人和自己世界互動的方式。他指出，佛性就像一隻被關在室內的獼猴。在室外有另外一隻獼猴，輪流透過這個房間的六個窗子，向室內的獼猴吱吱亂叫，而每當室外的獼猴吱吱叫著的時候，室內的獼猴也會吱吱回應。

這六扇窗子代表我們的六識（眼、耳、鼻、舌、身、意）。我們透過這六識吸收外界的資訊並加以詮釋，然後又根據自己的詮釋來回應。我們或許沒有能力去改變經由六識進入意識的東西，但我們當然可以改變回應這些資訊的方式。如果你從前對著別人吱吱亂叫都沒什麼效果（這樣做也很少會有什麼效果），不妨學習以更有建設性的方式來回應你周遭的一切。

與其一直壓抑自己的情緒，並任由它爆發出來，使自己成為一隻吱吱亂叫的猴子，不如學習以健康的方式釋放這些能量。如此將有助於改變你所感受到的實相，或至少改變你與外界互動的方式。為了幫助人們平衡情緒、抒發怒氣，古代中國的名醫發展出以聲音來療癒的氣功。

氣功的意思就是增強能量。我們練氣功的目標是要排除停滯的能量，讓健康、流動的能量進來。氣功發聲療癒的方法也被稱為「除病吐納法」。它可以幫助神經系統及身體組織放鬆並釋放壓力。這個練習有點類似吟唱或誦經，只是更簡單一些。

在開始之前，先決定你比較需要釋放的是怒氣還是焦慮。如果想釋放焦慮，要用「呵」的聲音，如果想要釋放怒氣，則要用「噓」的聲音。如果你兩者都需要，則可以先做一種聲音，再做另外一種。

- 用鼻子緩慢的吸氣，把氣吸到腹部。
- 一邊用嘴巴慢慢的呼氣，一邊輕輕的發出四聲「呵」或「噓」。
- 用心體會呼氣時聲音在你全身振動的感覺。

- 每次吸氣時，觀想一種平靜安詳的感覺正隨著你所吸的空氣進入身體。
- 呼氣時，體會聲音在你體內振動的感覺，並觀想所有的情緒壓力都經由嘴巴排出體外的情景。
- 重複做九遍，直到你覺得情緒壓力已經釋放為止。

至少從西元前兩百年開始，中醫就一直採用氣功發聲療癒法來為人治病，因此可以說已經累積了不少年臨床試驗的心得了！請你自己體會一下當我們能暫時擺脫自己的「猴子心」時，會感受到怎樣一種輕鬆自由的滋味。

80 身心合一，你就自由

／禪心

有許多冥想方法可以統合身心。經過多年的研究後，我越來越喜歡那些比較簡單的方法。我剛開始學氣功時，總是想學最困難、最複雜、最不容易學的那種，而且我跟隨的老師多半都很嚴格。過了一段時間之後，我才意識到最難的往往不見得就是最好的。

在勤練氣功多年後，我發現有些簡單的氣功招式非常有效。其中最能夠讓我們感到安穩平靜的招式便是所謂的「合掌印」。你或許已經熟悉這種姿勢了，但你可能從未體會過這個招式所具有的統合身心的力量。

- 舒服的坐著或站著。
- 如果是站著，讓你的雙腳與肩膀同寬，背脊挺直，膝蓋微彎。
- 如果你是採取坐姿，可以坐在椅子上，背脊挺直，雙腳著地；也可以坐在墊子上，雙腿輕鬆的盤起。
- 雙手在胸前合掌，與你的心臟等高，彷彿在祈禱一樣。
- 微微低頭，身子不要前傾，只要將你的下巴微微往下點即可。
- 把視線放在你前方的地板上。
- 把你的注意力放在肚子上。腹部的肌肉放鬆。吸氣時，讓你的腹部膨脹，呼氣時則讓它收縮。這樣的深呼吸可以讓你吸進更多的氧氣，提升你的能量。
- 繼續把注意力放在腹部的動作上。這段期間，你的視線要一直看著下方。
- 讓你的心思安靜，身體放鬆。
- 做到你不想做為止。

「合掌印」可以打通手臂上的經絡，尤其是心經和心包經，有助緩解緊張、焦慮和失眠的現象。當心經和心包經的氣血流動順暢時，你的心思會比較平靜，因為從中醫和西方內分泌醫學的觀點來看，心臟和心思是密不可分的。因此，結「合掌印」可以強化身心的連結，讓你的身心能夠平衡。

如果你一直把注意力放在腹部隨著呼吸起伏的動作上，你的身心就會成為一個迴路，這時你就會體驗到這個姿勢所帶來的平靜與祥和。

當身心合一時，你就自由了。你的情緒將不再能控制你，也不再能左右你的行為。這樣的自由是你原本就擁有的。當你處於這種狀態時，你只是純粹的覺察。你可以看著自己的情緒有如天氣一般的起起伏伏、來來去去，不會受到它們的影響。

當你的身心合一時，你的行為舉止自然會像你的心（那個純粹覺察的場域，也是我們所有情緒升起的地方）一樣的安詳平和。讓你的身心合一，品嚐那一直都屬於你的自由滋味吧。

81 頭殼裡沒有意識／讓你平靜安穩的腹式呼吸法

「虛其心，實其腹。」

這是《道德經》的勸戒，聽起來並不太容易理解。它的意思並不是要我們做一個腦袋空空的貪吃鬼，而是代表道家祕傳的一種法門。

當我們擺脫我們的腦袋（頭殼），並且把注意力放在腹部時，身體的能量就會隨著意識停留在那兒。當我們把意識從那有如馬戲團一般瘋狂的腦袋，轉移到身體規律而均勻的深呼吸時，一切都會慢下來，我們的心思也會變得比較清明。我們的「正眼」（直覺）就會打開，於是我們的視野就會變得比較開闊。這時我們心裡所想的便不再是「我、我、我」，而是「當下、當下、當下」。

佛教所謂的「開悟」也和腦袋無關。馬祖禪師曾說開悟「只是心安」。那麼我們如何達到心安的境界呢？剛開始時，最好也最容易的方式就是寂然不動，在靜坐時觀察自己的呼吸。當然這樣做並不保證你會開悟，但據說可以讓你比較容易「一不小心就開悟了」。當你的身體靜止不動時，你的心思也會安靜下來。當你開始自然的呼吸，把氣深深吸進腹部時，你就會感覺寧靜而安詳。

當我們想讓自己的心思平靜下來，讓意念更平均分布於全身時，最有效的方式便是做腹式呼吸。這種呼吸法隨時隨地都可以進行。

- 把右手的手掌放在你的胸膛上，同時把左手的手掌放在肚子上。
- 放鬆身心，用鼻子自然的呼吸。
- 吸氣時，讓氣充滿肺部的深處，使你的腹部鼓起，同時你的左手也跟著往外擴。
- 呼氣時，將整個肺部清空，使你那鼓起的腹部變扁，左手也跟著向內凹。
- 在整個過程中，你的呼吸都要和緩、順暢、均勻，不要用力。
- 繼續像這樣自然的深呼吸，直到你不想做為止。

當我們把雙手放在腹部和胸膛上時，會比較容易專注覺察腹部起伏的感覺。腹式呼吸如果做得正確，放在胸膛上的右手起伏的幅度，不會像放在腹部上的左手起伏那麼大。你可以一次做個幾分鐘，一天想做幾次就做幾次。

這樣的呼吸法也能快速有效的讓我們的身體產生「休息和消化」的放鬆反應，因為這樣的反應在擺脫我們的腦袋時比較容易出現。

82 白隱慧鶴禪師的鴨蛋

／以觀想法放鬆身心、恢復元氣

偉大的白隱慧鶴禪師曾經跟隨一位道人學習氣功，並因此解決了他的病痛。此後，白隱慧鶴禪師便終其一生從事禪法與氣功的教學。他還發明了一個非常有名的功法，那便是觀想一塊有如鴨蛋大小的神奇奶油慢慢融化的過程。請耐心聽我說完。這位白隱慧鶴禪師可不是個騙子！你如果非常專心的練習這個方法，就可以感受到它強大的效果——它會讓你變得非常平靜。

在練習這個功法時，最好坐下來並且閉上眼睛。如果能找一個朋友幫你把引導觀想的語句唸出來，你會比較容易專心。也可以用手機的語音錄音功能，對著自己的手機慢慢唸，把導引的內容錄下來，然後在練習觀想時播放。

- 採取一個舒服而安穩的姿勢。
- 做幾次緩慢的深呼吸。
- 想像你的頭頂上有一個溫熱、圓圓的物體，大小有如一顆很大的蛋。
- 這顆溫熱的、圓圓的「蛋」，是由你想像的各種藥草和藥物所做成的。花一點時間在你腦海中觀想這顆蛋的模樣。想像你的頭頂所散發的熱氣，使這坨奶油狀的靈藥開始融化，並散發出香氣的情景。
- 想像這顆靈藥融化後，就像正在融化的溫熱奶油一般，從你的頭顱四周流下來時那種溫暖的感覺。你的頭變得熱熱的，而且有一點刺刺癢癢的。
- 這坨融化的奶油沿著你的脖子、肩膀和手臂慢慢往下流，最後流到指尖，當從指尖滴落時，你體內所有的壓力和疾病也都隨之融化了。然後，這些奶油繼續沿著你的背部、胸膛和身體的兩側往下流，最後流到大腿、小腿、趾尖，從你的腳趾滴落了。你的全身都變得熱熱的，而且有一點刺刺癢癢的感覺。花一點時間去想像那種感覺。

讓意識回到你頭上剩下的那些靈藥。它慢慢的融化，流進你的頭部，經過你的大腦。當它沿著你的眼睛、鼻子、喉嚨、甲狀腺、肺部、心臟往下流時，試著想像你的每一個器官和每一個細胞都受到它的包覆、淨化、安撫的溫暖感受。當這靈藥慢慢融化並沿著你的身體往下流時，你所有的壓力和疾病也都跟著融化了。

想像這靈藥繼續往下流，流過你的消化器官和生殖器官，充滿、包覆、淨化並撫慰你的泌尿和生殖器官，然後流進你的腿骨。

然後，你的體內殘留的所有壓力和疾病，都跟著流到你的腳底，被它帶走了。

為了得到最大的效果，在觀想時應該越詳細、越緩慢越好。你可以重複以上的程序，直到你感覺十分平靜、有活力為止。

以我所言為穢語

淨化你的能量

83

趙州禪師告誡弟子不要認為他的話必定是清淨的，而要「以我所言為穢語」。

對於這句話，禪師的弟子根據自身的悟性各有不同的解讀。為了以全新的眼光來看待禪師的教導，他們必須揚棄舊習，不能再緊抓著禪師的話語不放。禪師的目的是要他們親自去尋求真理並有所作為，不要一味的揣摩他的見解。這顯示趙州禪師確實是一位了不起的老師。

我們練氣功的人常說：「不要把乾淨的水放在骯髒的杯子裡。」意思同樣是指我們必須把身體裡老舊、停滯、汙濁的能量清空，才能裝進新鮮的能量，讓身體得到療癒，心情變得平靜。

「淨化功」是一種效果強大的氣功，可以去除體內沉滯鬱積的氣，以四周充滿的新鮮能量來淨化我們的身體，很適合在你覺得不太想動、筋疲力盡或情緒無法負荷的時候進行。當我們的氣被淨化之後，體內沉重的能量便得以流動，我們和周遭環境的關係也會變得比較和諧。

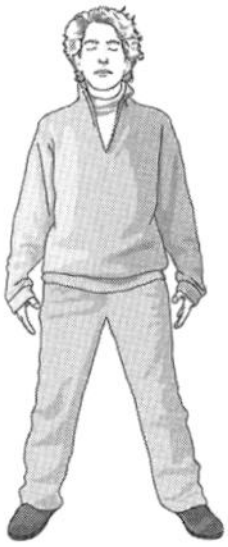

採取站立的姿勢，雙腳與肩膀同寬，手臂放鬆，自然的垂在身體兩側。膝蓋微彎，慢慢的把氣深深吸進腹部。

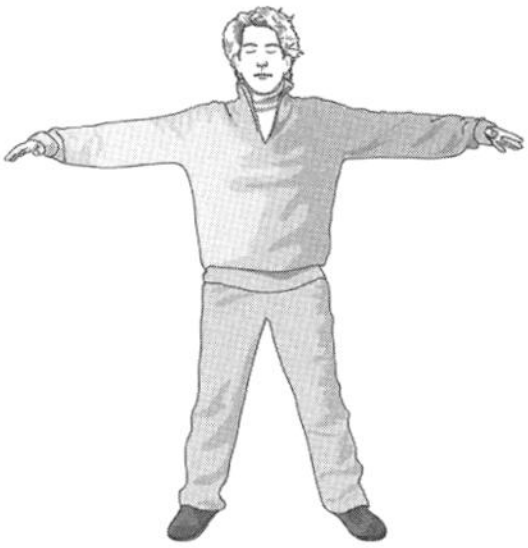

緩緩的吐氣，同時雙臂朝兩側平舉，掌心向下。

一邊吸氣，一邊翻轉手掌，讓掌心朝上，並繼續將雙臂往上抬高，超過頭部。

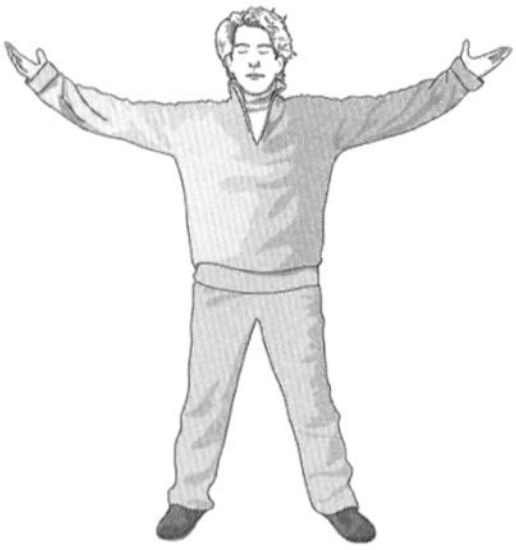

當你抬高的手臂幾乎快要垂直，而且兩手掌心朝內相對時，開始慢慢的呼氣，並將雙手往身體的前方放下。此時兩手掌心應朝下，左右手指尖相對。

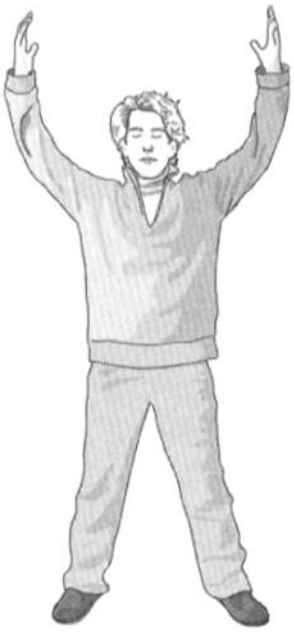

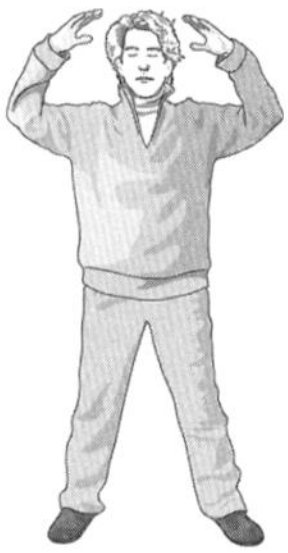

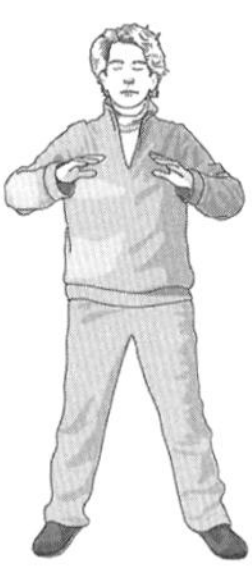

讓你的雙臂回到剛開始時的姿勢，放鬆的垂在身體兩側。

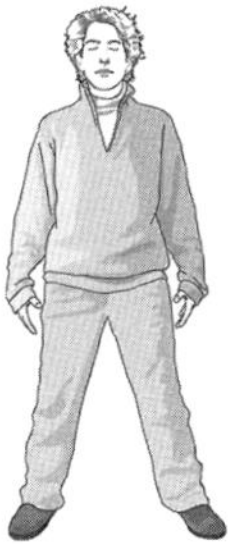

重複這樣的動作至少六到九次。這個練習在一天中的任何時刻都可以進行。

你也可以一邊做淨化功，一邊進行觀想。每次吸氣時，想像你的手掌正在採集天地之間新鮮、清淨的能量。呼氣時，想像那清淨的能量正在沖洗全身，把體內陳舊的能量或鬱積的情緒從你的腳底排到地底。

你可以把淨化功當成一種隨時可做的「能量浴」。

天堂與地獄／劃分能量的界限

84

一個和尚問仰山禪師：「地獄和天堂有何不同？」禪師一語不發，只是在地上畫了一條線。

仰山禪師顯然是在告訴和尚：天堂、地獄是由我們自己界定的。兩者之間有何差異全憑我們自己認定，就像我們可以隨意在沙地上畫一條線。總歸一句話：我們認為是天堂就是天堂，認為是地獄就是地獄。

我們應該都曾有情況失控，立刻從天堂掉進地獄的經驗。有時，明明前一秒鐘才快樂得宛如置身天堂，但某個討厭的人突然出現（無論他是故意的還是無心的），或者某件惱人的事情突然發生，我們就一點兒都開心不起來了。

有一種氣功的功法可以讓我們比較能面對躲不掉的難關，或是面對預期將會很棘手的情況。這是一種觀想法，名叫「能量泡泡」。這十多年來，我採用過很多不同的版本，除了自己做之外，也教別人怎麼做。做這個練習的最佳時機，是在你即將面對某個棘手的狀況時。比方說，你可以在出門前、搭乘捷運時或在開車的時候做。

- 你可以坐在椅子或墊子上，也可以站著，雙腳打開，與肩膀同寬，膝蓋微彎。
- 閉上眼睛。
- 慢慢的做幾次深呼吸，直到你覺得自己的身體放鬆為止。
- 觀想你置身於一個泡泡裡。想像有一個很厚的泡泡，像防護罩似的將你整個人都包起來。慢慢來，不要急。
- 想像你希望這個泡泡具有的各種特質。
- 再想像這個泡泡的顏色和質地，讓它在你的心中變得更具體。我喜歡把泡泡想成一層厚厚的、透明的軟玻璃，就像是剛吹好的玻璃球，仍然柔軟而有彈性。你也可以把泡泡想成是一顆散發著能量的金色球體，或者是圍繞你全身的一圈白光。看看哪一種形狀最適合你。

現在，開始發掘屬於你自己的力量：回想過去你是否曾經做過某件事情，讓你感覺自己很強壯、很有力量。請運用這個回憶所帶來的感覺，想像這股力量充滿全身，並通過你的身體，逐漸擴大，充滿整個泡泡。我們都有某些特殊的天賦。這些天賦讓我們成為獨特而美好的人。請運用你的這些特質，讓它充滿你的泡泡。

在結束之前，再多花一點時間讓這個灌注了你自身力量的能量泡泡變得更具體。你可以在腦海裡觀想這個泡泡將你整個人包住的情景，以及它的形狀、顏色和質地。再次發掘你內在的力量，想一想自己具有哪些奇妙的特質，讓這些感覺充滿整個泡泡。

帶著這種感受結束練習。

觀想能量泡泡的方法，能讓你在遇到無法控制的情況時心思平靜而安穩。在心情安穩的狀態下，你會比較有能力決定自己要在沙地上的什麼地方畫線，或者根本不畫。

85 在賊還沒跑掉時就拉弓／讓你勇敢、有能量的伸展操

對禪宗來說，時機是最重要的。無論你面對什麼情況，都必須要完全臨在、充分覺察，才能做出適當的回應。在古代時，如果你沒有適時採取行動，很可能就會被師父以「戒尺」擊打。禪修是需要勇氣的，尤其是在參師父的公案時。面對師父所提的公案，你必須當機立斷，發自本心的做出回應，不能稍有猶豫。即便你在回答前只遲疑了一秒鐘，就等於是在賊已經跑掉之後才拉弓。太遲了！

如果你想攔下一個賊，你會在什麼時候拉弓？是當賊還在附近，並且在箭的射程內？還是等到他跑掉之後？一個勇敢的弓箭手會適時（或者至少在還沒有太遲的時候）拉弓。

這一陣子，是不是有很多人對你說：「你要勇敢。」這話有時聽起來像是鼓勵，有時則像是一道命令，要看你的心情和當時的狀況而定。有時我們要表現得勇猛威武，有時則不妨縮成一團、倒地哭泣。現在是我們練習當一個勇敢戰士的時候！（除非你在讀到這一段時，正好處於一蹶不振的狀態，還沒辦法振作起來。如果是這樣，你可要早點回來！）

以下這個功法會使你成為一個弓箭手，讓你站得頂天立地、虎虎生風，幫助你發掘你內在的力量。這招「拉弓式」是千百年來中國少林寺和尚必練的招式，而少林寺和尚可是出了名的身強體壯、武藝高強。我無法形容練拉弓式時給人那種雄壯威武的感覺。這就像禪一樣，你必須親身體驗才能了解。

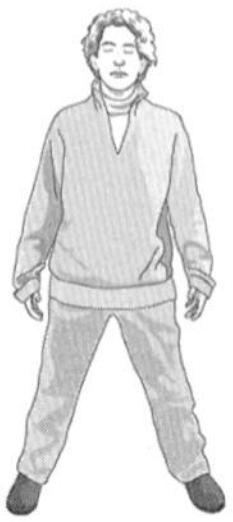

站好，雙腳張開，與肩膀同寬，膝蓋微彎。

把兩隻手肘和手腕在胸前合攏，盡量使兩手的手腕、前臂和手肘的內側互相觸碰。雙手握拳，手指朝向自己的臉（讓你可以看到自己的指甲）。

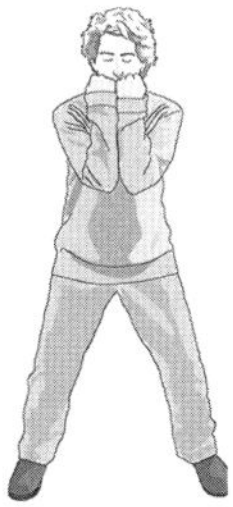

一邊吸氣，一邊往右看，同時用左手朝左邊做出拉弓的姿勢，右臂往右側伸出，與肩膀等高。

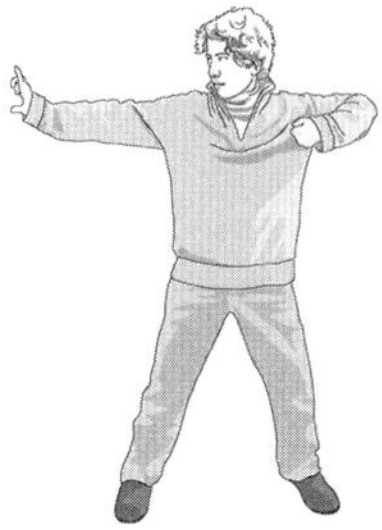

右手的大拇指和食指形成一個左右相反的L型。其餘的手指握拳。眼睛看著右手上方，右臂盡量往你的右側伸直，食指朝上。

此時，你的左手握拳拉弓，但左肩要放鬆，左前臂與地面平行。

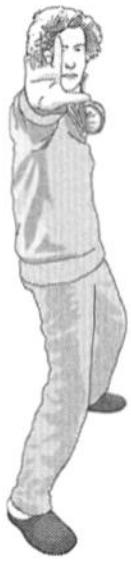

呼氣時，讓兩隻手肘和前臂回到剛開始時的位置，並把頭朝向前方。

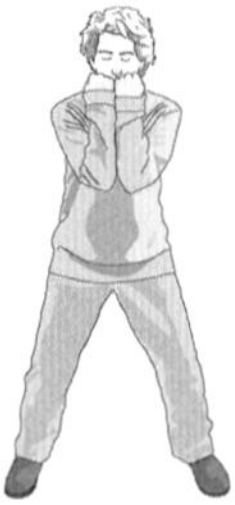

然後，一邊吸氣，一邊把頭轉向左側，用右臂拉弓，並將左臂朝你的左側伸出，大拇指和食指形成L型。

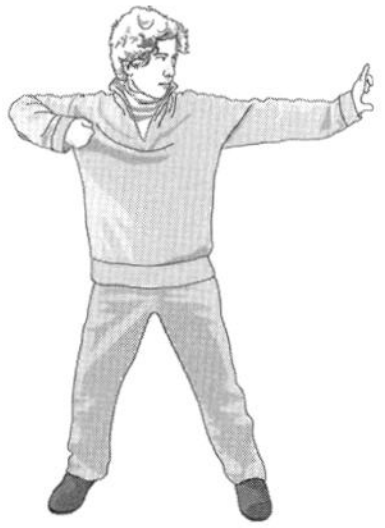

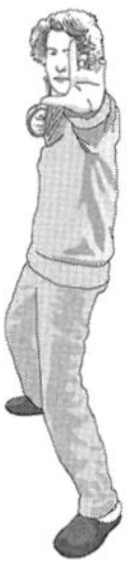

呼氣時，讓你的雙手回到剛開始的位置，臉朝前方。

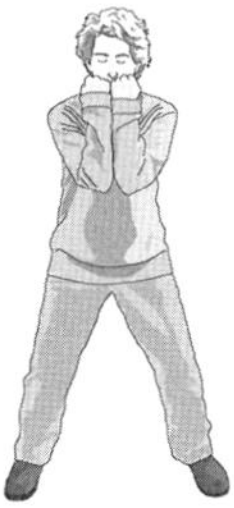

如果想要，可以再做幾次。剛開始時，可以每一邊做八下，然後逐漸增加次數。

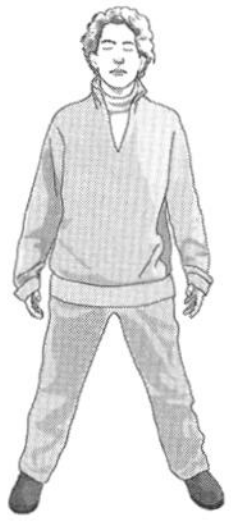

最後要回到你剛開始時的放鬆姿勢，雙手垂在身體兩側。

一旦你熟悉這些動作之後，就可以開始在吸氣拉弓時集中心思，讓自己逐漸感受到充滿勇氣和力量。事實上，這些動作本身自然就會讓你覺得自己像是很厲害的弓箭手。通常我只要練個三到五分鐘，就會感覺自己充滿力量而且心思安穩。

如果你願意接受難度更高的挑戰，可以像我一樣，在做這個練習時把雙腳張得更開一些，並且微微蹲下。這時，你的上半身仍然要挺直，手臂的動作也維持不變，唯一的差別是：這時你的兩腳是蹲著的，這樣便可以得到強度更高的鍛鍊。這樣的姿勢非常平穩而有力。除此之外，我也喜歡那種更貼近地面的感覺。

拉弓式的另外一個好處是能快速提振你的精神。這是因為它可以促進上半身氣血循環，也可以讓你擴胸，對肺部、心臟、手腕和脖子都有好處。

此刻，我似乎聽到芭蕉禪師的聲音：「如果你很勇敢，當你從娘胎一出生，就像獅子一般的吼叫吧！」

86 拖一隻貓／對付疼痛

我經常在各地的禪修中心聽到一句格言：「**痛苦是不可免的，但受苦是不必要的。**」我知道這話聽起來似乎沒有什麼人情味，頗有斯多噶學派的禁欲克己味道，而且說起來簡單，做起來可沒那麼容易。但禪的精神便是在別無選擇之時，學習如何接受當下。這在我們面臨疼痛之時，就可以派得上用場。當我們試圖抗拒當下正在發生的事實時，我們就會受苦。而世上還有什麼東西比疼痛更加真實呢？

我們在漫長而痛苦的靜坐過程中，可能會告訴自己要「與疼痛合而為一」。這聽起來好像把事情過分簡化了，但其實我們是在告訴自己：**不要再抗拒我們感到疼痛的這個事實，要試著**

與它共存。抗拒疼痛，就像把一隻不肯動的貓從地毯的這一端拖到那一端。貓會很不舒服，地毯也會被抓破。

我的師祖從前常說：沒有痛苦的禪修，就像沒加醬油的麵。痛苦讓他的禪多了一點風味。然而，如果你是一個疲倦的癌症病患，可能不會認為疼痛有什麼風味可言。它只會讓你更加疲倦。那麼，你可以做些什麼？

一開始，我要先聲明：我並不主張不用藥物緩解疼痛。但是，在疼痛沒有那麼劇烈，即使不吃藥也還可以對付時，下面這個簡單的方法或許就可以派得上用場。即使你痛到必須用藥的地步，這個方法也可以幫助你渡過服藥後藥效尚未發揮的那段時間。

要「與疼痛合而為一」，我們必須先放下抗拒的心態，試著放鬆；而放鬆的方法便是：在每一次呼氣時，將體內的緊張情緒進一步釋放出去。這是關鍵性的步驟。當身體放鬆時，整個神經系統也會跟著放鬆。

接著，用你的意識很快的掃描一下全身的主要關節、器官和組織，從頭部往下，一直到手指和腳趾，注意每一個部分，看看你是否能更加放鬆，把更多緊繃的情緒釋放出去。掃描的方式是將你的注意力緩緩的轉移到全身的各個部位。

一旦你在面對疼痛時，身體已經盡可能的放鬆，你就可以開始進行以下這個效果強大的氣功呼吸法：

- 閉上眼睛，繼續盡可能的放鬆身體。
- 用鼻子吸氣，同時讓腹部鼓起，使你整個肺部充滿空氣。吸氣時要深沉而緩慢，不要用力。
- 噘起嘴巴，像用一根吸管吹氣一樣，用嘴巴把所有的氣都呼出去。
- 專心感受，你從頭到腳的每一塊肌肉逐漸放鬆，把壓力釋放出去了；讓你的身體隨著每一次呼氣越來越放鬆。
- 繼續用鼻子吸氣，再噘起嘴巴呼氣，並同時把注意力由上而下輪流放在各個部位上，包括手臂、手掌、腿部和腳掌。
- 每一次呼氣時，要集中心思，一點一滴的釋放你對疼痛的抗拒與怨恨。
- 繼續緩慢的深呼吸，讓空氣從鼻子進來，從嘴巴出去，並隨著每一次呼氣，一點一滴的釋放更多的疼痛、緊張與抗拒。

有些人比較能夠處理疼痛，有些人則不行。如果這個方法能夠幫助你減輕疼痛，或者讓你比較能夠承受疼痛，那很好！如果它對你沒有效果，那麼請你不要折磨自己。畢竟，疼痛就是疼痛，一味抗拒只會徒然讓你感到疲憊而已。我們不需要把一隻貓從地毯的這一端拖到那一端！

The Spiritual 15

當癌症發生了

每一天都活得更好的禪心生活提案！

Zen Cancer Wisdom: Tips for Making Each Day Better

作者／大珠・蘇珊・弗里德曼
（Daju Suzanne Friedman）
譯者／蕭寶森
封面設計／謝安琪
責任編輯／簡淑媛
內頁排版／李秀菊
校對／黃妏俐、簡淑媛

國家圖書館出版品預行編目(CIP)資料

當癌症發生了：每一天都活得更好的禪心生活提案！／大珠・蘇珊・弗里德曼（Daju Suzanne Friedman）著；蕭寶森譯. -- 初版. -- 臺北市：新星球出版：大雁文化發行, 2015.11
面；　公分. -- (The Spiritual ; 15)
譯自：Zen cancer wisdom
ISBN 978-986-92035-2-4（平裝）
1. 癌症　2. 自然療法　3. 禪宗
417.8　　104020594

新星球出版 New Planet Books
行銷企畫／郭其彬、夏瑩芳、王綬晨、邱紹溢、張瓊瑜、李明瑾、蔡瑋玲
總編輯／黃妏俐
發行人／蘇拾平
出版／新星球出版
105台北市松山區復興北路333號11樓之4
電話／（02）27182001
傳真／（02）27181258
發行／大雁文化事業股份有限公司
105台北市松山區復興北路333號11樓之4
24小時傳真服務／（02）27181258
讀者服務信箱／Email:andbooks@andbooks.com.tw
劃撥帳號／19983379
戶名／大雁文化事業股份有限公司
香港發行／大雁（香港）出版基地・里人文化
香港荃灣橫龍街78號正好工業大廈22樓A室
電話／852-24192288　傳真／852-24191887
Email／anyone@biznetvigator.com

初版一刷／2015年11月　定價：新台幣320元
ISBN：978-986-92035-2-4